JN047076

頭イキイキ　腰痛・膝痛改善!
体の芯から若返る

カナトシ式楽《らく》筋トレ

金澤利翼

協力 金澤武津生

講談社

はじめに

私は広島県でトレーニングジムを経営している、87歳（2023年10月現在）の日本で最高齢の現役ボディビルダーです。

ただし、この本はボディビルダーになるための本ではありません。

日本は世界一の長寿国と言われていますが、一口に長寿といっても、病気などで苦しみながら長生きするよりも、ずっと元気で、ぎりぎりまで人生を楽しみたいと願うのは、自然なことでしょう。

一方、加齢とともに筋肉は自然と落ちていきます。人間は1日に使うエネルギーの60～70%が基礎代謝によって消費されます。しかし、

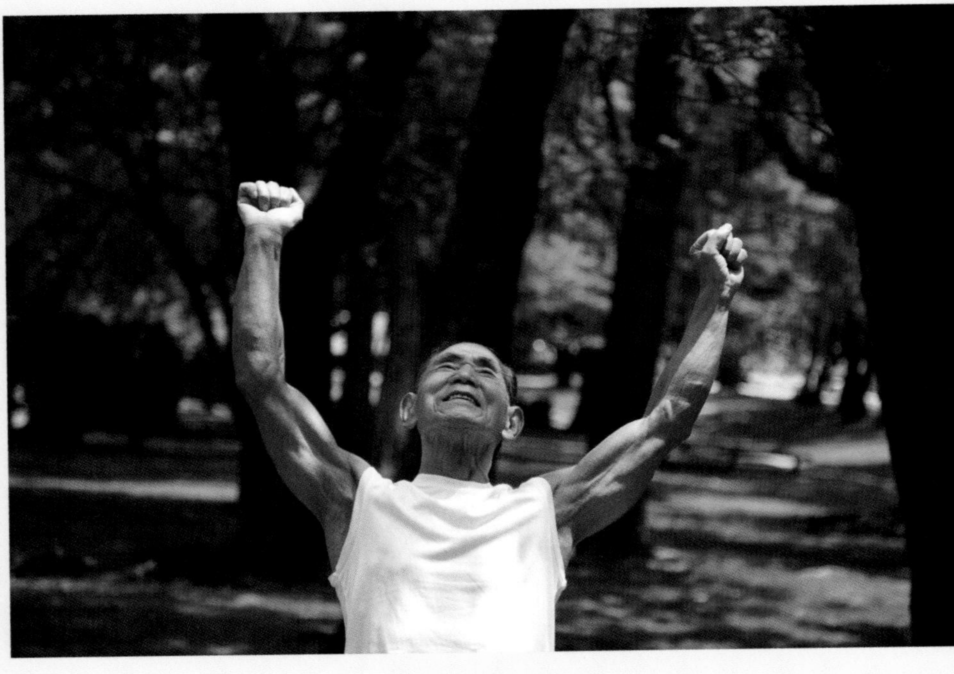

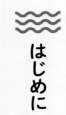

筋肉が落ちてしまうとその基礎代謝は年々落ちます。すると、同じ量の食事なのに、太りやすくなり、太ると動くのがおっくうになり、やがては歩くことさえ面倒になる……と悪循環になりがちです。

また、年齢を重ねると何もないところでいきなり転んだり、ふらついたりすることなどがあると、だんだん出かけるのもおっくうになり、体力も気力も次第に衰えていきます。

これでは、寝たきりになるのも時間の問題でしょう。

日本人の平均寿命は「女性87歳」「男性81歳」という統計があるのですが、これは亡くなる直前まで元気だったという意味ではありません。「女性75歳」「男性72歳」という健康寿命の統計があるのですが、この年齢こそ元気で動けた年齢で、実に亡くなるまで約10年以上もあるのです。

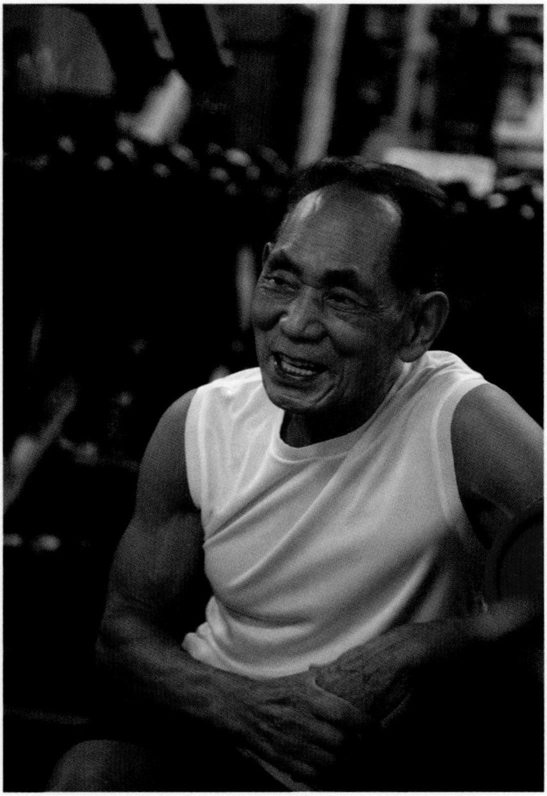

私はこの10年を皆さんにイキイキと楽しく、

有意義に過ごしてもらいたいのです。

　私は男性の健康寿命をとうに越していますが、頭もはっきりしていて、若い人たちと一緒に行動もできます。

　２０２２年11月私が86歳のとき、スペイン・サンタスサンナで開催された「ＩＦＢＢ世界マスターズボディビル選手権」に招待されて出場しました。そのときの移動ははっきり言って本当にきつかったのですが、それでも周囲の人に迷惑をかけないよう若い人たちと一緒に行動しました。

　日本から約10時間かけて飛行機に乗り、真夜中にアラブ首長国連邦のドバイに着いたのですが、乗り継ぎまで４～５時間空港で過ごしました。頑張って起きていたのですが、この話を他の人にすると、「ドバイ国際空港では仮眠をとるスペースがあるので、乗り継ぎで深夜に到着した人は大抵そこで仮眠したりするんですよ。一睡もしないで乗り継いだのですか?!」と大変驚かれました。

　ちなみにその大会では、連盟より最年長出場者として、金メダルを授与されました。

　ここまでとはいかなくとも、皆さんにも人生を楽しんでいただきたいのです。そしてそのための体づくりのお手伝いをさせていただければと思うのです。

　体づくりには筋肉トレーニング、いわゆる筋トレが必要ですが、私はつらい筋トレはすすめません。あくまでも自分のペースで楽しいと思える範囲でやっていただきたいのです。

　そのために、この本のタイトルには『カナトシ式楽《らく》筋トレ』と、「楽しい」と「らく」を

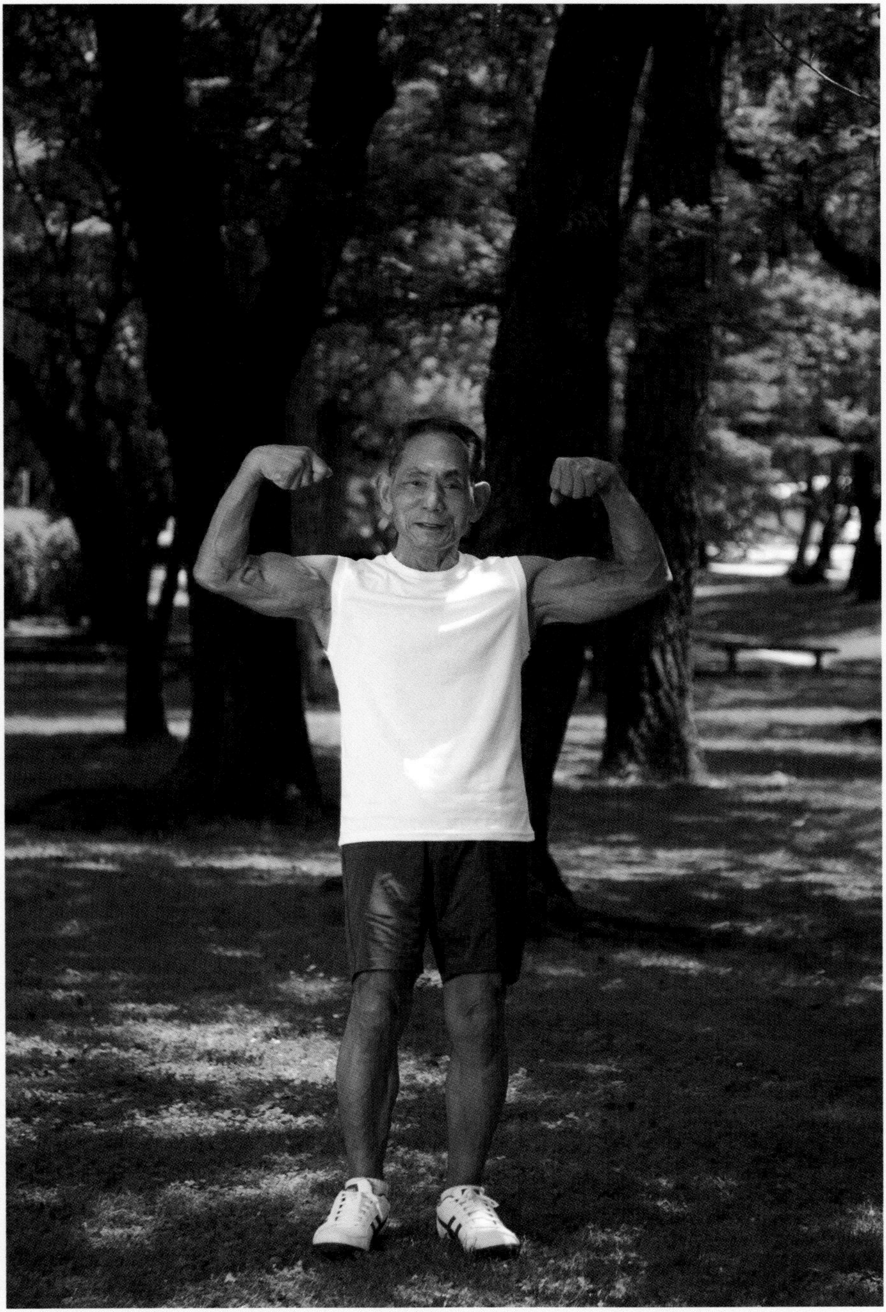

かけてみました。

私の頭がはっきりしているのは、運動によって血液が体全体にいきわたっている、つまり血流がいいからだと思っています。脳の血流がいいと、いいアイデアが浮かんだり、気持ちも明るくなったりします。認知症予防にもなっているのではと思います。

この本では運動経験ゼロから始められるトレーニングを掲載しています。

まずは、全身の血流をよくするために、歩くだけでもいいのです。ただ単に歩くのではなく、血流アップの歩き方も掲載しています。意識をちょっと変えるだけで、歩くという行動が運動に変わるのです。

また、運動に抵抗がある人でもできることがあります。それは「いくつになっても夢を持つ」ことです。

私の今の夢の一つは、90歳までボディビルの大会に出続けること。それを果たしたら、ギネス世界記録に申請しようと思っています。そうすれば、シュワルツェネッガーから、「You did great job！You are great！（よくやったね！　あなたすごいね！）」と電話が来るはずだと思っています（笑）。

そしてもう一つは１３０歳まで生きること。もちろん、ただ生きるのではなく、その年齢までずっと元気でいたいと思っています。英会話の勉強にもずっと挑戦しています。YouTubeやインスタグラムなどにも80代で挑戦しています。

どんな夢でもいいんです。海外旅行をする、山に登る、孫と一緒に楽しく過ごす、スキューバダイビングをする、月に1回は美術館に行く、おいしいレストランに行く、ピアノを習う、ダンスを始める……など、自分がウキウキする夢を持ちましょう。

夢を持つと自ずと体を動かしたくなりますよ！

あなたは何がしたいですか？　ウキウキしながら私と一緒にトレーニングをしてみませんか？　トレーニングは毎日する必要はありません。週に2～3回であれば続けられると思いませんか？　無理をせず楽しく、運動を毎日の生活に取り入れ、一緒に人生を楽しみましょう！

金澤《かなざわ》利翼《としすけ》

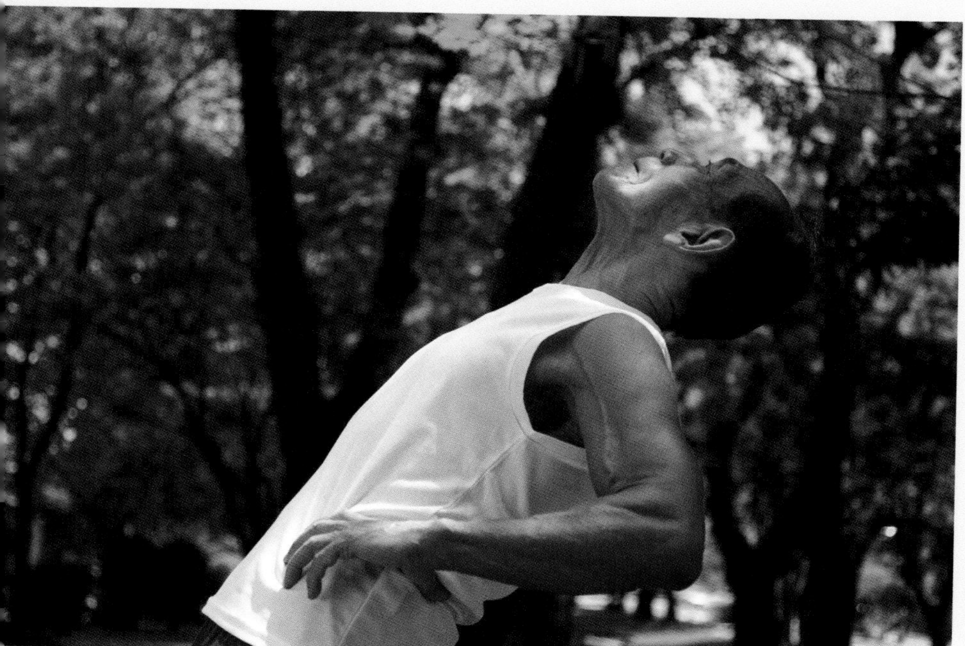

Contents

Chapter 5 自《じ》重《じゅう》筋トレ&自宅でできるトレーニング

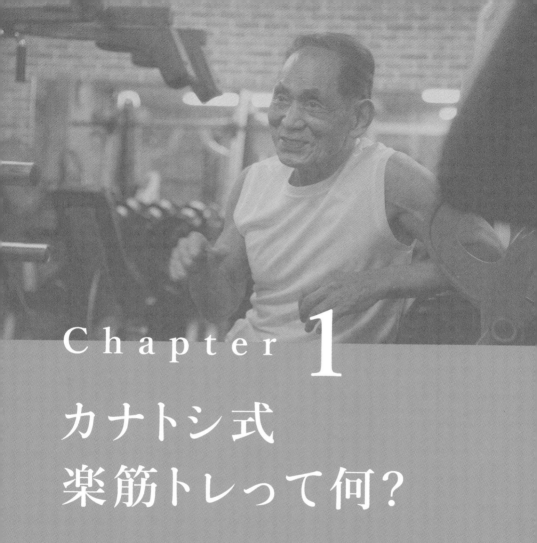

Chapter 1

カナトシ式
楽筋トレって何?

寝たままでもできる カナトシ式楽筋トレ

本書では寝たままの姿勢でも、全身をまんべんなくトレーニングできるエクササイズを掲載しています（56ページ）。

足腰が弱って横になりがちな人は、まずはこの運動から始めてみましょう。寝たままでトレーニングを続け、筋力を強化し、やがては立ってトレーニングができることを目標にしましょう。

年齢を重ねると新しいことに挑戦することがおっくうになってきます。できないことがあると「もう歳だから……」とあきらめがちです。その気持ち、本当によくわかります。でも、これはあなただけではありません。

体を動かすと「元気」「やる気」が出る！

始めるまでは時間がかかるかもしれませんが、週に2～3回で十分なので、1週間、2週間と続けてみませんか？　その行動はやがて、習慣となっていくでしょう。習慣になれば、自ずと体を動かしたくなります。そうなるまで一緒に頑張ってみませんか。

体を動かすことのメリットはもう一つあります。それは「やる気」「元気」が出ることです。この理由については、18ページで詳述しますが、疲れやすくてどうも気分が落ち込みがちな方はいませんか？　そんなときでも寝たままでできるトレーニングだったら、とりかかりやすいのではないでしょうか。

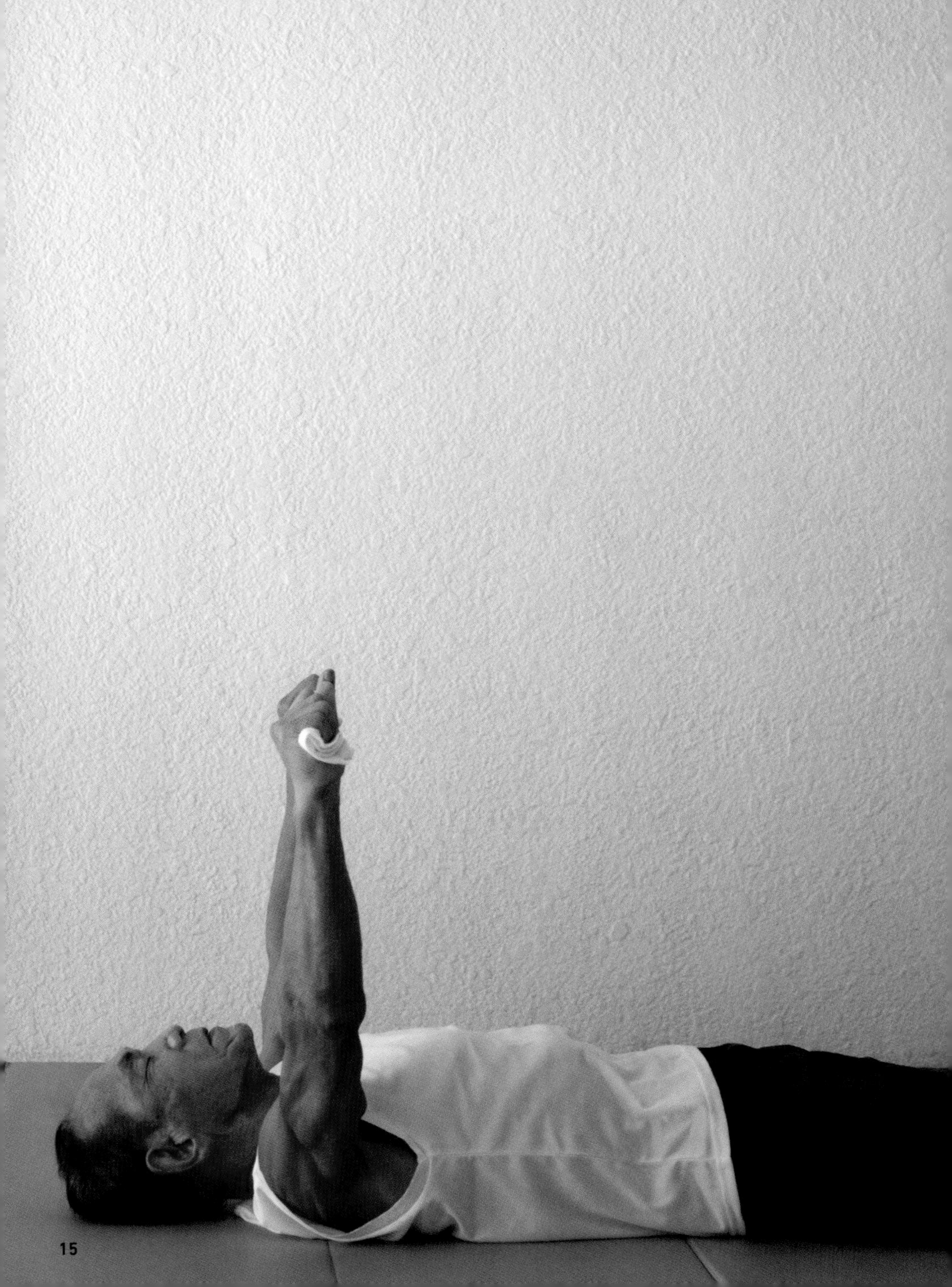

カナトシ式楽筋トレの特徴

カナトシ式楽筋トレの特徴は、回数を多くするのではなく、ゆっくり動くことで少ない回数でも十分効果があるという点です。

鍛えている部位を意識しながら、筋肉の緊張が抜けないように動くようにしましょう。その際、呼吸を忘れないでください。

カナトシ式楽筋トレは次の3つをしっかり頭に入れて行うようにしてください。

- ◆**ゆっくり動く**
- ◆**鍛える部位を意識し筋肉の緊張を保つ**
- ◆**呼吸を忘れない**

いくつから始めても大丈夫！

筋トレをするには遅すぎる、やっても無駄と思っている人はいませんか？　筋肉は「鍛えるのに遅すぎる」ことはありません。

実際、90歳から始めて筋力がアップしたという報告もあります。筋トレをして足腰を鍛えれば転倒のリスクも大幅に減ります。

筋肉が衰えると転倒リスクは4・4倍になるといわれています。そして、転倒がきっかけで大腿骨《だいたいこつ》（太もものつけ根に近い部分）を骨折し、寝たきりになる人も多いのです。そうなると、筋トレをすること自体が難しくなってしまいます。そうなる前に、体を動かす習慣をつけましょう。

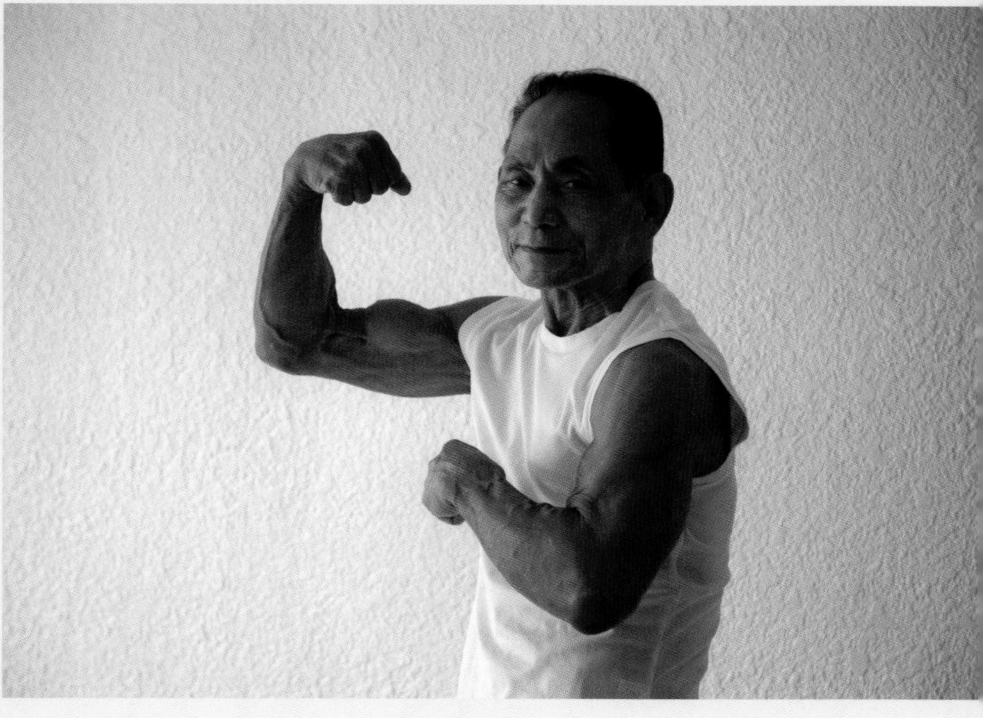

1

カナトシ式楽筋トレのメリット

～若返りホルモンでお肌ツヤツヤ

筋トレをすると「成長ホルモン」というホルモンが出ます。

成長ホルモンは子どもの発育途中に出るもの、と思いがちですが、大人になってからも出ます。また、筋トレをすることで、何もしないときに比べて何十倍もの成長ホルモンが出ることがわかっています。

成長ホルモンは「若返りホルモン」とも呼ばれており、ホルモンが出ると瑞々《みずみず》しい肌やしわやたるみなどの予防にもなります。

体は引きしまり、肌ツヤがよくなるなど、筋トレはいいことづくめなのです。

2

カナトシ式楽筋トレのメリット

～幸せホルモンでうつ気分にさよなら！

運動をしているときやその後、心地よさを感じることがあるのですが、これは脳内でセロトニンという物質が分泌されるからです。セロトニンは、不快な感情を覚えたときに脳内に出るノルアドレナリンというホルモンの分泌を抑制することがわかっています。

つまり、運動すると脳内に心地よい物質が出て、うつうつとした気分を抑制してくれ、さらに不快な感情も抑えてくれるのです。

運動にとりかかるまでは時間がかかっても、いざやってみると「こんなに爽快な気分になるんだ！　さっさとやればよかった」と思ったことはありませんか？　心地よい経験を繰り返し体感することで、とりかかるまでの時間も短くなるでしょう。

3

カナトシ式楽筋トレのメリット

〜やる気アップで、毎日イキイキ！

筋トレをすることで、アドレナリンが出ることもわかっています。アドレナリンとは、交感神経が活性化することにより、副腎から分泌され、やる気を引き起こすホルモンです。

先に述べた成長ホルモンと同様、脂肪の分解作用があり、ダイエット効果もあります。また心臓の鼓動を速め、血管を収縮させて血圧を上昇させ、人間が活発に動けるようにします。ストレスにさらされたときに身を守る作用もあります。

やる気が起きなくてうつうつとしてしまう、だるい、そんなときはこのカナトシ式楽筋トレのどんな動作でもいいのでやってみて、アドレナリンを分泌させましょう！

ここまで読んでいただき、カナトシ式楽筋トレにはメリットがたくさんあることをご理解いただけましたでしょうか？

始めるかどうか迷っている人もいるかもしれませんが、とにかくまずは歩くことからでも始めてみませんか。歩くだけでも全身の血流がよくなり、頭もすっきりします。

私は87歳ですが、頭もシャープで、毎日はつらつと過ごしています。是非一緒にトレーニングしましょう！

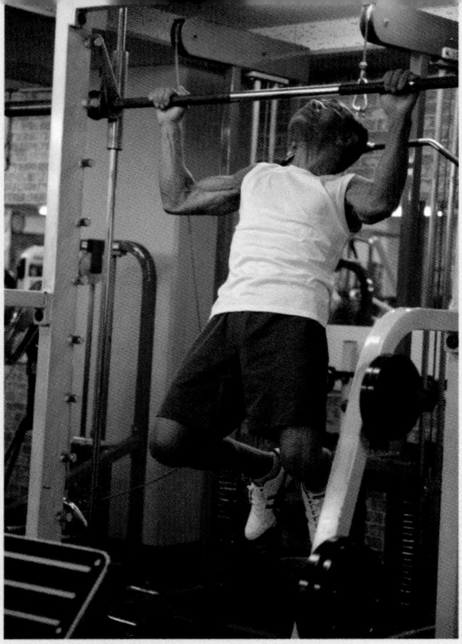

87歳で懸垂《けんすい》！
驚きの筋力！

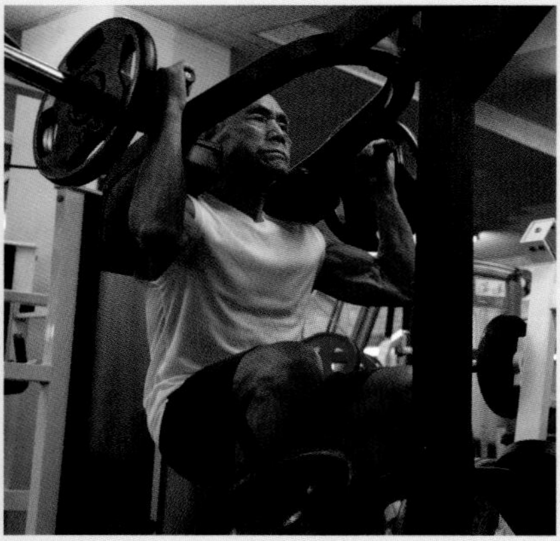

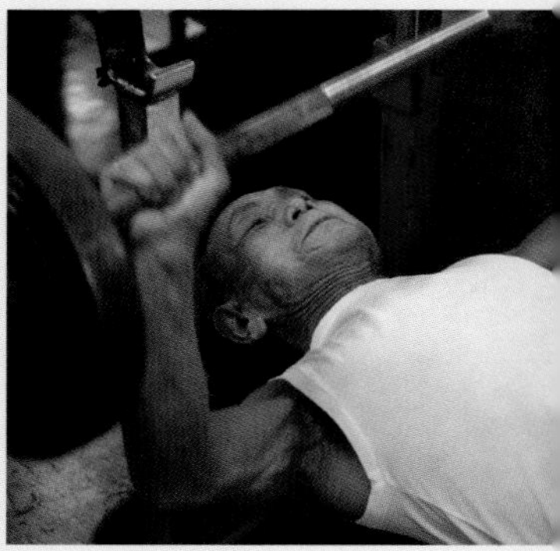

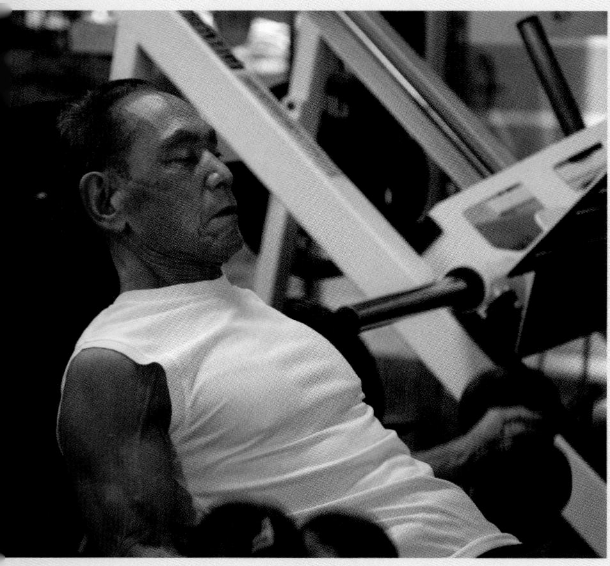

トレーニングしている様子は
とても80代には見えません！

Chapter 2
ゼロから始めるトレーニング

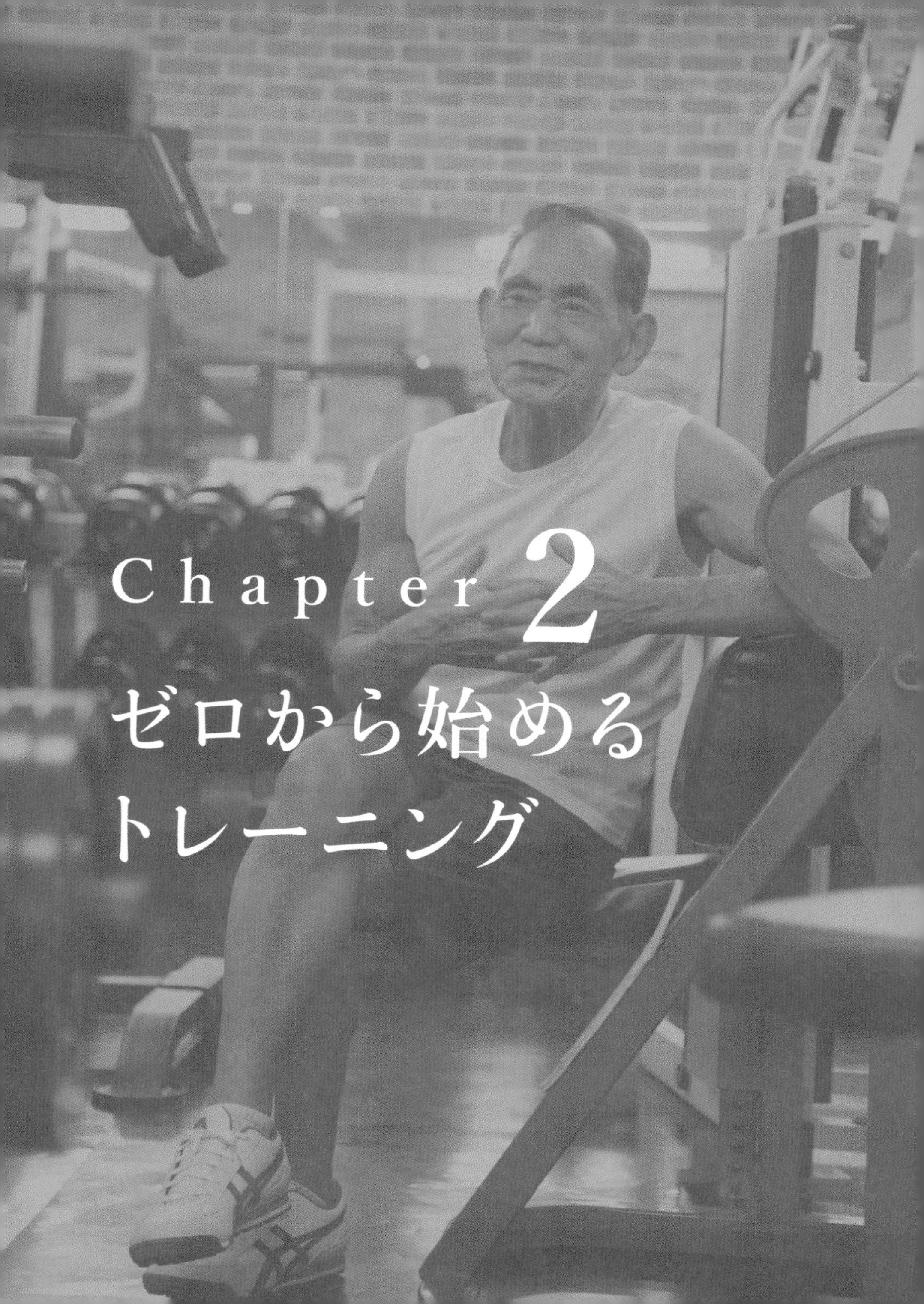

カナトシ式楽筋トレの始め方

普段全く運動をしていない人は、24ページの「ＳＴＥＰ１　楽ウォーキング」から始めましょう。**まずは全身の血流をよくすることが大事**です。また、毎日1時間や1万歩など目標を決めてウォーキングをしている人は、目標をこなすだけでなく、軽く汗をかき呼吸も速くなるような歩き方を意識してみましょう。のんびり歩いて景色を楽しむのはリラックスするにはとてもいいことです。ただ、**運動としてのウォーキングの場合は、ちょっと汗をかく、呼吸が速くなるなどを意識していつもより速く歩いてみましょう。**

体が温まってからのトレーニングがおすすめ

運動初心者の方はウォーキングだけでもＯＫです。でも、体が温まった後にトレーニングができる人はまず初級から始めてみましょう。毎日トレーニングしたい人、週に2〜3日したい人など、それぞれだと思いますので23ページのトレーニングメニューを見て自分に合ったメニューで挑戦してみてください。この書籍すべてのトレーニング・ストレッチの際は、以下のことを意識しましょう。

・小まめに水分補給　**・呼吸を止めない**

・使う筋肉を意識する

・無理をしない。体調が悪くなった場合は中止する

カナトシ式楽筋トレメニュー

自分のレベルに合ったトレーニングを選び、やってみましょう！ この章では「初級」「中級」「上級」とレベル分けしています。ご自分のレベルは下記を目安としてください。

「初級」⇒運動経験ゼロ、もしくは普段あまり動かない人
「中級」⇒普段からウォーキングやラジオ体操などある程度体を動かしている人
「上級」⇒ジムなど普段から運動している人

初心者の人のためのメニュー

初心者1 ｜ とにかく運動経験はゼロに等しいが、とりあえず体を動かしたい人

STEP 1　楽ウォーキング　ステージ1。週5日が望ましい

初心者2 ｜ 週に2〜3日なら続けられそうな人

STEP 1　楽ウォーキング　ステージ1。週に2〜3日。

STEP 2〜STEP 7の初級トレーニングを数ステップ、週に2〜3日（連続しないこと）

初心者3 ｜ ほぼ毎日トレーニングしたい人（週1休み）

STEP 1　楽ウォーキング　ステージ1。週6日。

STEP 2〜STEP 7の初級トレーニングを1日1ステップずつ

運動経験が多少ある人のためのメニュー

中級者1 ｜ 週に2〜3日なら続けられそうな人

STEP 1　楽ウォーキング　ステージ2〜5のできる範囲。週に2〜3日

STEP 2〜STEP 7の中級トレーニングを数ステップ、週に2〜3日（連続しないこと）

中級者2 ｜ ほぼ毎日トレーニングしたい人（週1休み）

STEP 1　楽ウォーキング　ステージ2〜5のできる範囲。週6日。

STEP 2〜STEP 7の中級トレーニングを1日1ステップずつ

運動経験がある人のためのメニュー

上級者1 ｜ 週に2〜3日なら続けられそうな人

STEP 1　楽ウォーキング　ステージ2〜5のできる範囲。週に2〜3日

STEP 2〜STEP 7の上級もしくは自重筋トレを数ステップ、週に2〜3日（連続しないこと）

上級者2 ｜ ほぼ毎日トレーニングしたい人（週1休み）

STEP 1　楽ウォーキング　ステージ2〜5のできる範囲。週6日。

STEP 2〜STEP 7の上級トレーニングを1日1ステップずつか自重筋トレを1〜2種目ずつ

＊トレーニング後はストレッチ（63 ページ）することをおすすめします。
トレーニングした部位をストレッチしてください。

STEP 1

楽ウォーキング

10〜30分＊体が温かくなるまで

ウォーキングは運動初心者の方、また筋トレを
始める前に体を温めるために行いましょう。
全身に血液をいきわたらせることがケガの予防にもなります。
自分のレベルに合ったステージで歩いてみましょう。
コツはいつもより少し速く歩くことです。

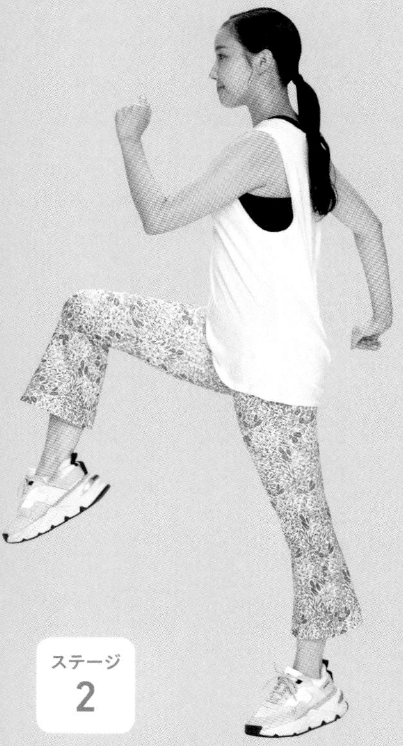

ステージ 2

平坦な道を膝をなるべく高く上げ、腕を後ろへ引くことを意識し10〜30分、体が温まるまで歩く。

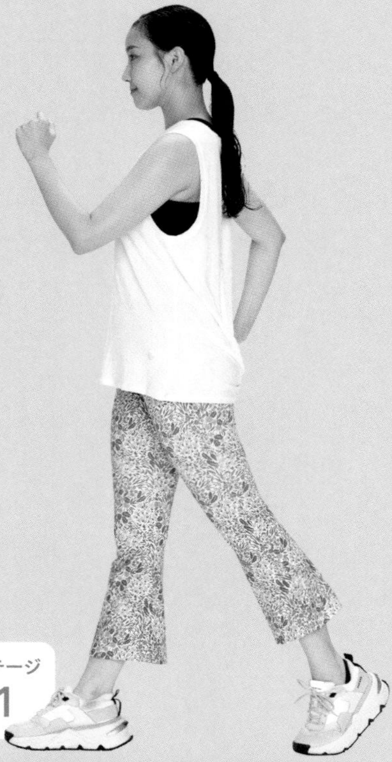

ステージ 1

平坦な道を自分の歩幅で、腕を後ろへ引くことを意識し10〜30分、体が温まるまで歩く。

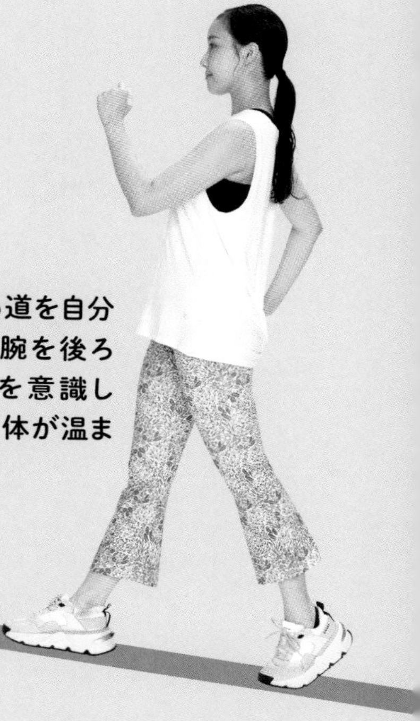

ステージ
3

傾斜のある道を自分の歩幅で、腕を後ろへ引くことを意識し10〜30分、体が温まるまで歩く。

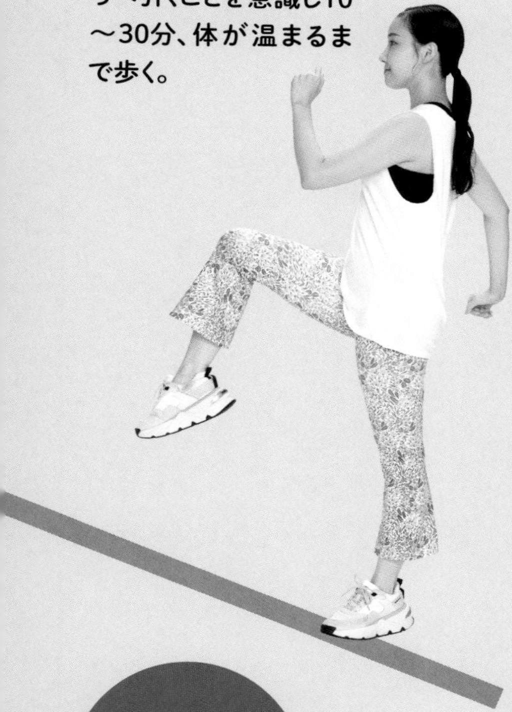

ステージ
4

傾斜のある道を膝をなるべく高く上げ、腕を後ろへ引くことを意識し10〜30分、体が温まるまで歩く。

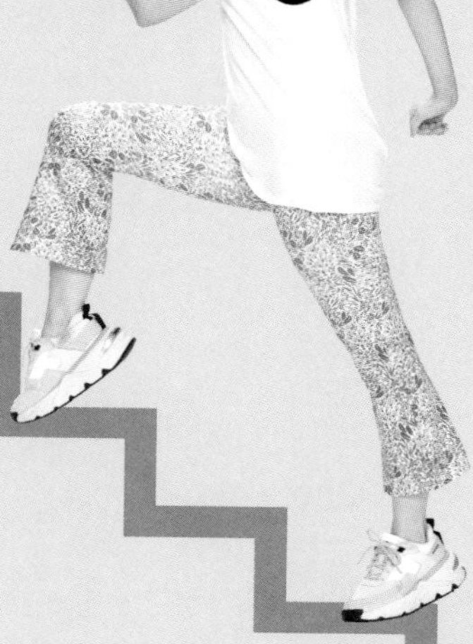

ステージ
5

脚力がついたら、少し低めの階段を自分の歩幅で膝を高く上げて10〜20分ゆっくり登る。

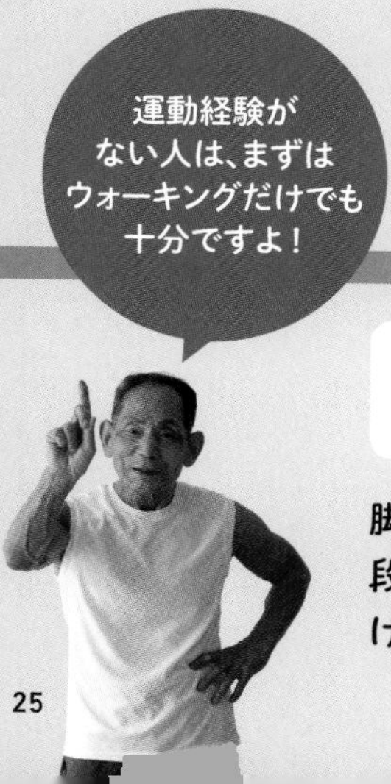
運動経験が
ない人は、まずは
ウォーキングだけでも
十分ですよ！

STEP 2

腹筋の強化

5〜10回　3セット

初級　寝ながら自転車こぎ

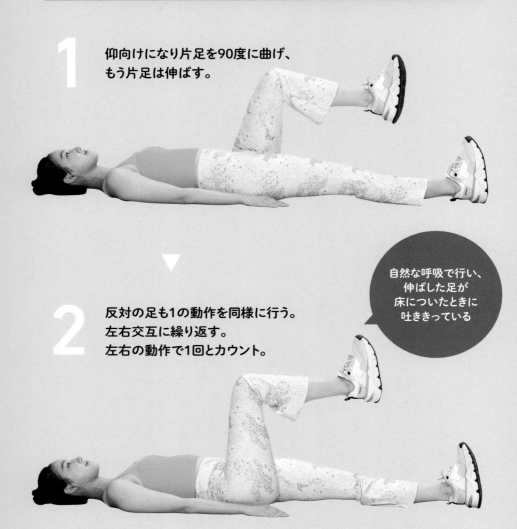

1 仰向けになり片足を90度に曲げ、
もう片足は伸ばす。

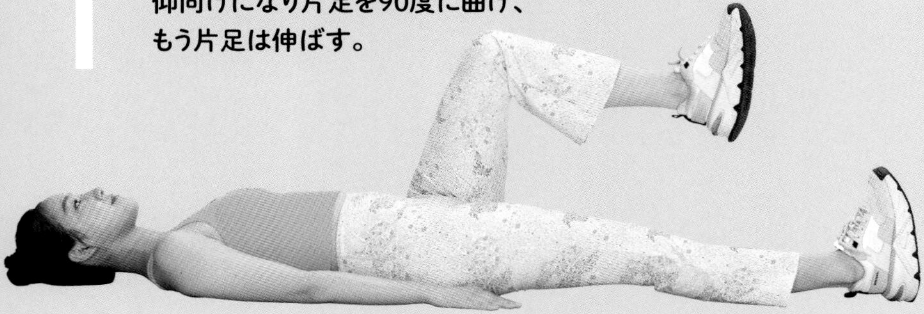

▼

2 反対の足も1の動作を同様に行う。
左右交互に繰り返す。
左右の動作で1回とカウント。

自然な呼吸で行い、
伸ばした足が
床についたときに
吐ききっている

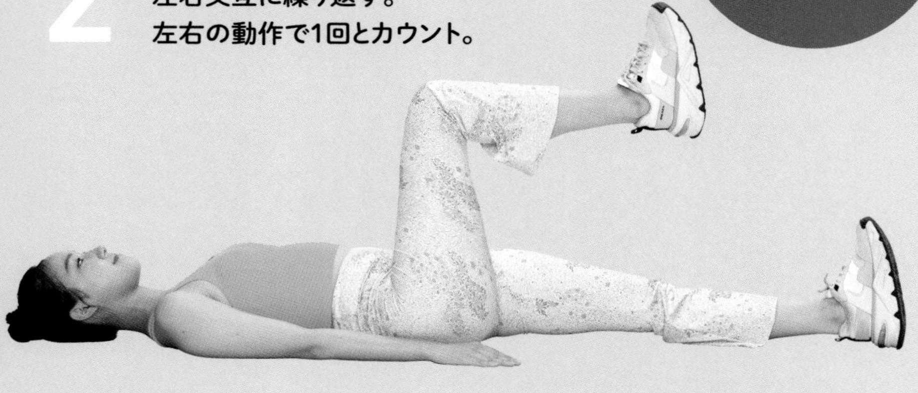

中級　アブドミナルクランチ

1 仰向けになり、膝を軽く曲げる。
両手を頭の後ろで組む。

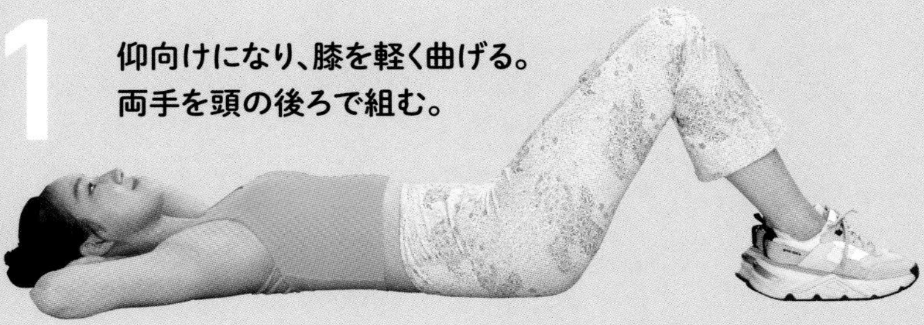

▼

2 肩甲骨を床から浮かすイメージで息を吐きながら頭を起こす。
息を吸いながら1の姿勢に戻る。

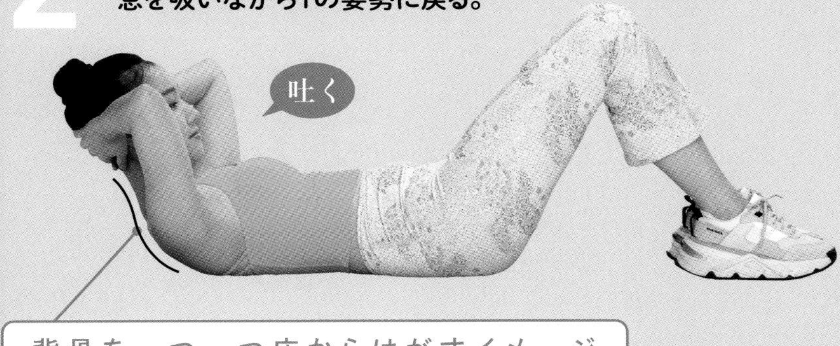
吐く
背骨を一つ一つ床からはがすイメージ

NGポーズ

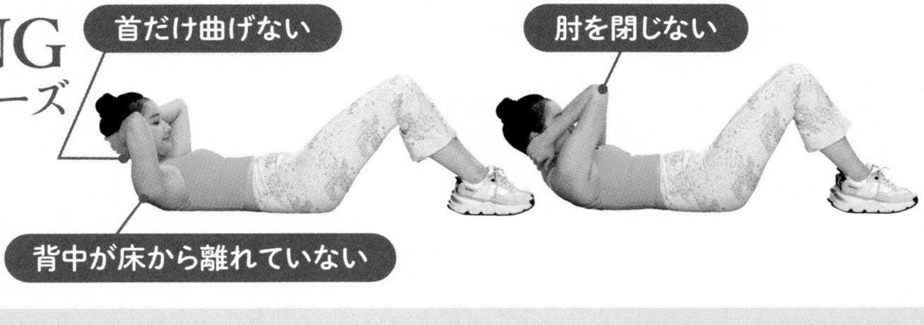
首だけ曲げない
肘を閉じない
背中が床から離れていない

上級　クランチ

STEP 2

1

仰向けになり、膝を軽く曲げる。
両手を頭の後ろで組む。

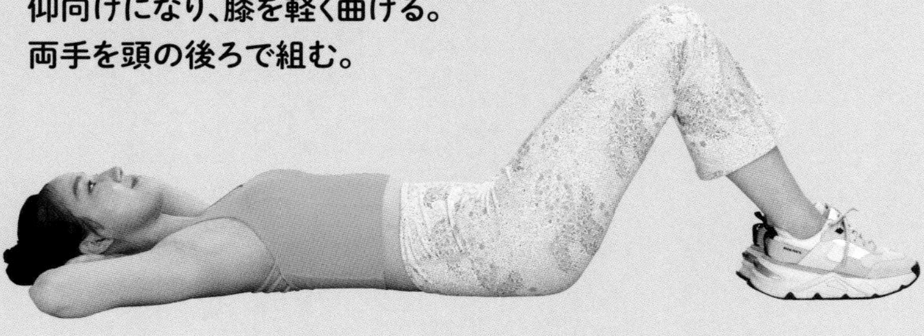

▼

2

上半身を丸めるように起こし、膝を曲げた状態で
肘で膝を迎えにいくイメージで
おへその上あたりで肘と膝をタッチさせる。
息を吸いながら1の姿勢に戻る。

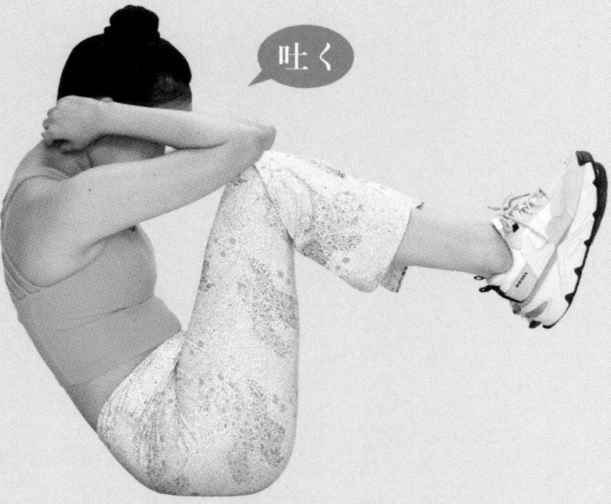

STEP 3 上半身・胸・腕の強化

5〜10回　3セット

初級　つかまり腕立て伏せ

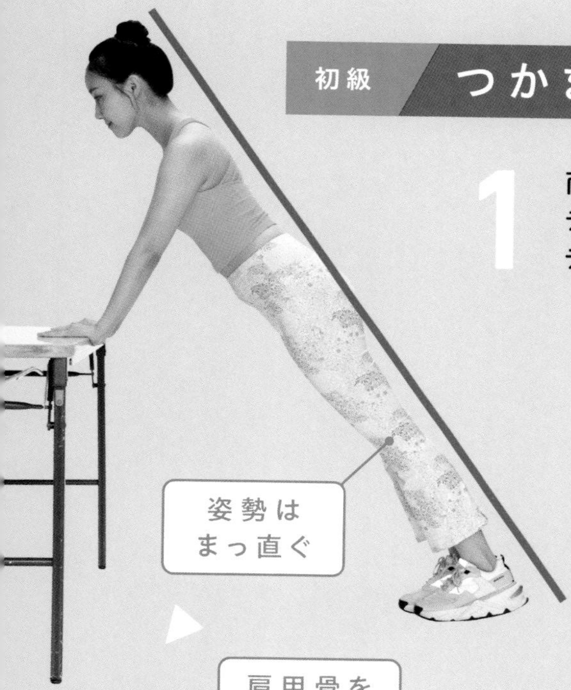
姿勢は
まっ直ぐ

1 両手を肩幅より手のひら2個分外にテーブルの上に置く(ぐらつかないテーブルを使用すること)。

NG ポーズ

肩甲骨が動かず腕だけの運動になるので体が「くの字」にならないように。

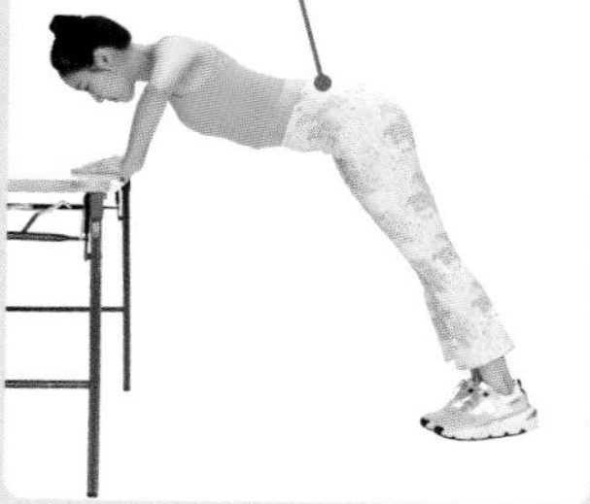

2 姿勢をまっ直ぐに保ち、息を吸いながら3秒かけて前傾し1秒キープ。その後息を吐きながら3秒かけて1の姿勢に戻す。

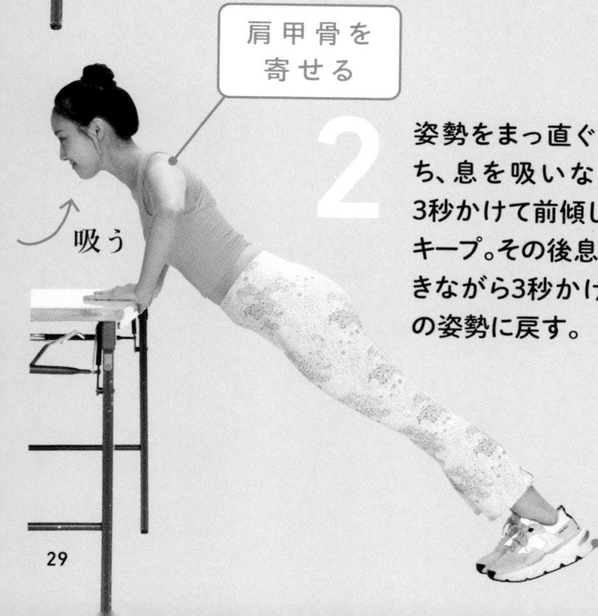
肩甲骨を
寄せる
吸う
かかとは
浮かせる

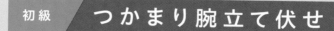

中級　膝つき腕立て伏せ

1

両手を肩幅よりも手のひら2個分外に床につけ、
腕立て伏せの姿勢になる。
膝をついて足をクロスさせる。

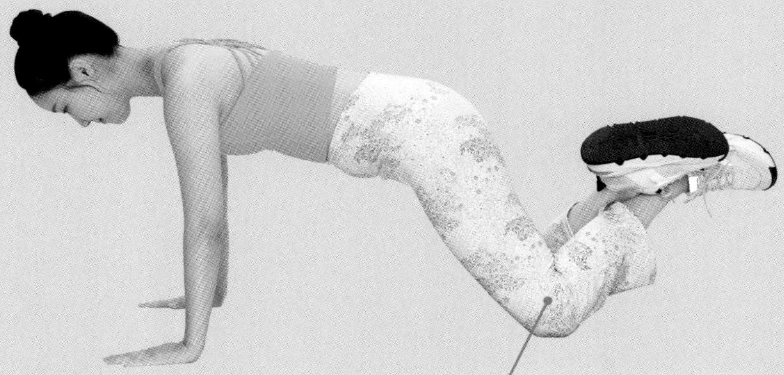
膝は股関節より後ろ

▼

2

肘を曲げ、息を吐きながら
床に胸がつくくらいまで体を下げ、1秒キープ。
息を吸いながら1の姿勢に戻る。

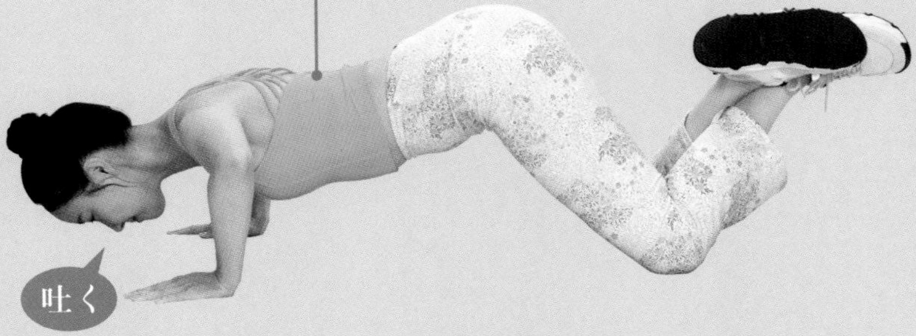
背中を丸めず
背中にも力を入れる
吐く

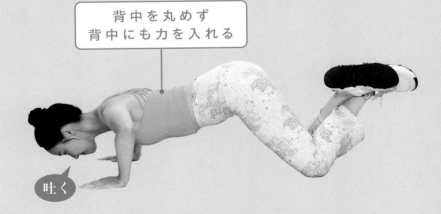

上級　腕立て伏せ

1
両手を肩幅よりも手のひら1.5個分外に床につけ、
腕立て伏せの姿勢になる。
視線はやや前方。

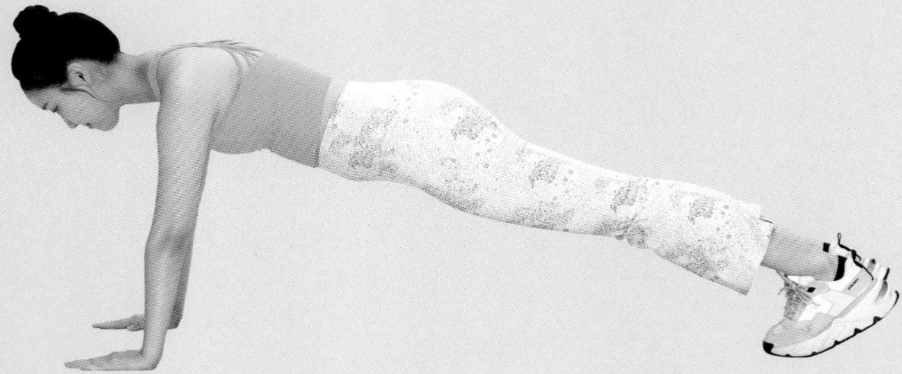

▼

2
肘を曲げ、息を吐きながら
床に胸がつくくらいまで体を下げ、1秒キープ。
息を吸いながら1の姿勢に戻る。

お尻を上げすぎず、腰を反らさず
体は常にまっ直ぐに保つ

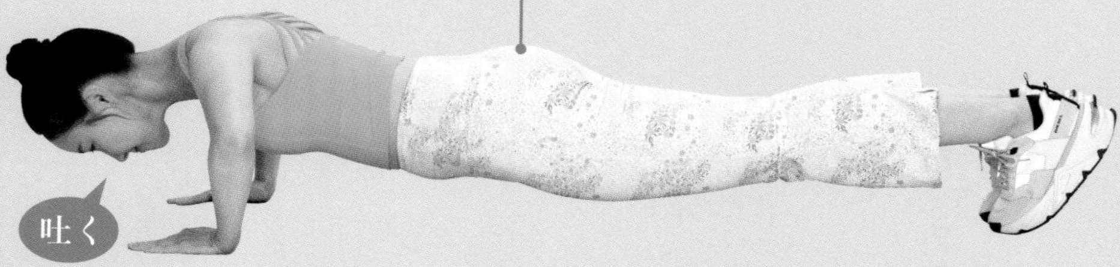

STEP 4
全身の強化
5〜10回　3セット

初級　バックエクステンション

1 うつ伏せになる。
手は頭の横に置き、足は軽く開く。

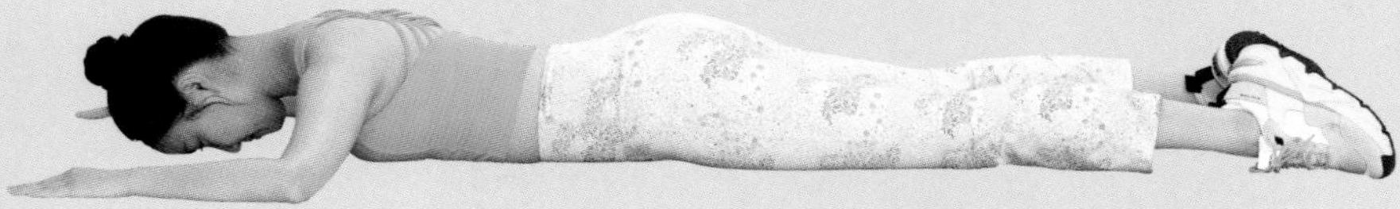

▼

2 床に肘から下をつけたまま、
腰を起点に息を吐きながら上体を起こす。
上体を反らせたまま視線はやや前方を向き、1〜2秒キープ。
息を吸いながら1の姿勢に戻る。

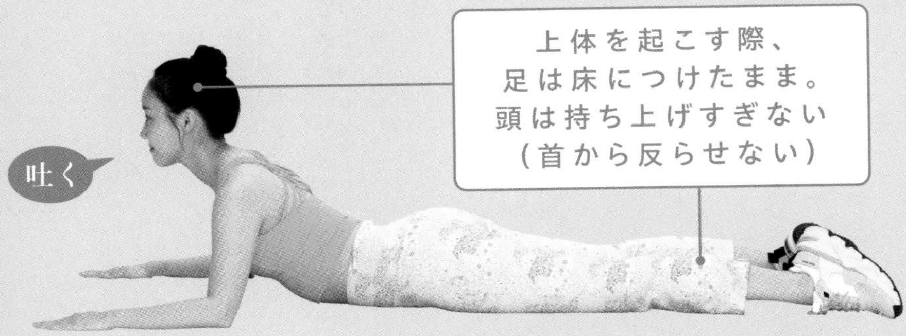
吐く
上体を起こす際、
足は床につけたまま。
頭は持ち上げすぎない
（首から反らせない）

中級　ダイアゴナルバックエクステンション

1

手を前方に伸ばし、うつ伏せになる。

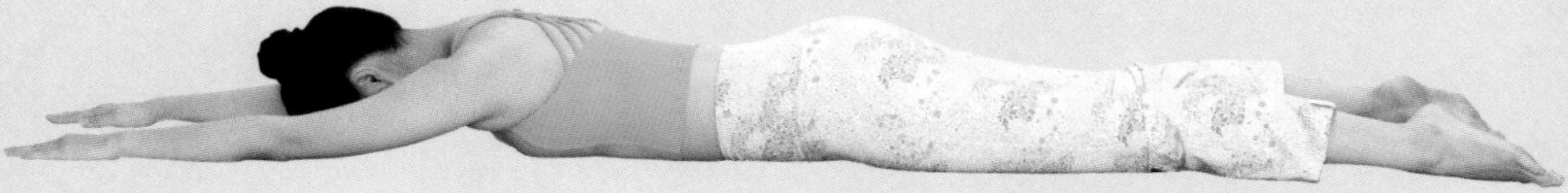

2

3秒かけて息を吐きながら
右手・左足（手足は対角）を上げ、
3秒かけて息を吸いながら下ろす。

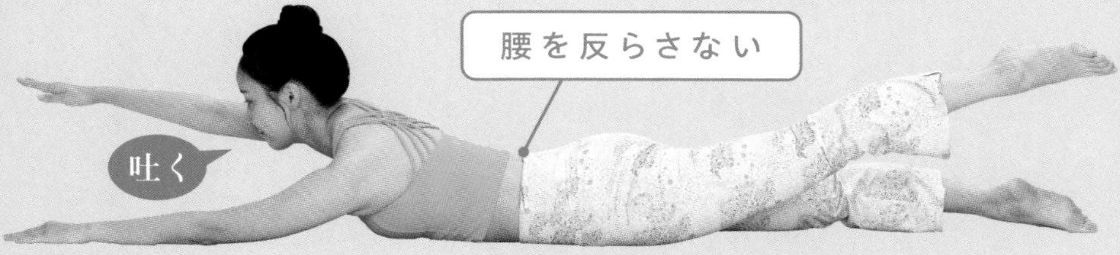

3

左手・右足も同様に行う。

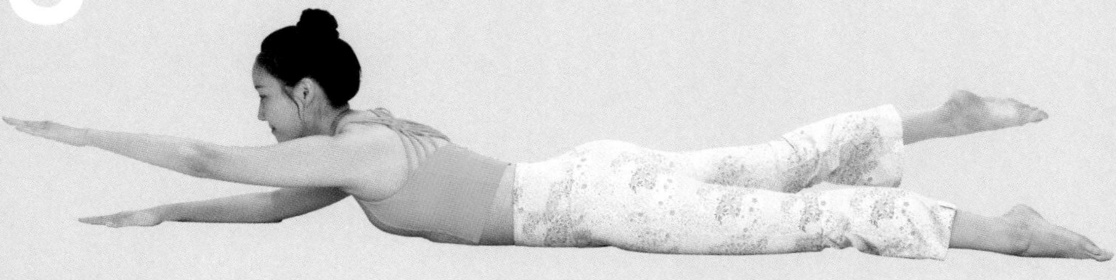

上級　フルアップバックエクステンション　STEP 4

1 うつ伏せになり、両腕を頭の方向に伸ばす。
両手と両足は肩幅よりやや広めに開く。

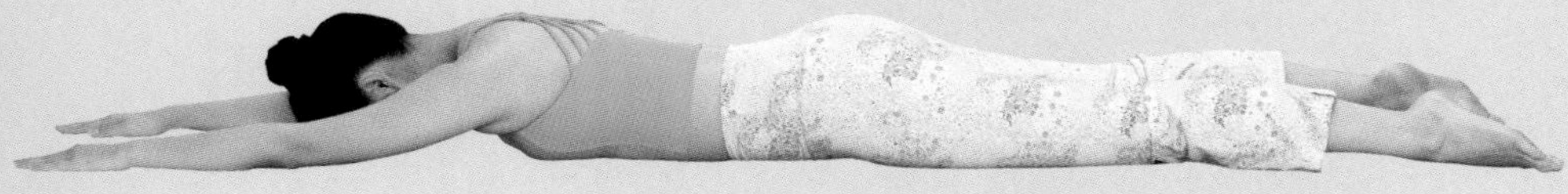

▼

2 両手両足を背面の筋肉を使って
息を吐きながら同時に持ち上げ、3秒キープ。
息を吸いながら1の姿勢に戻る。

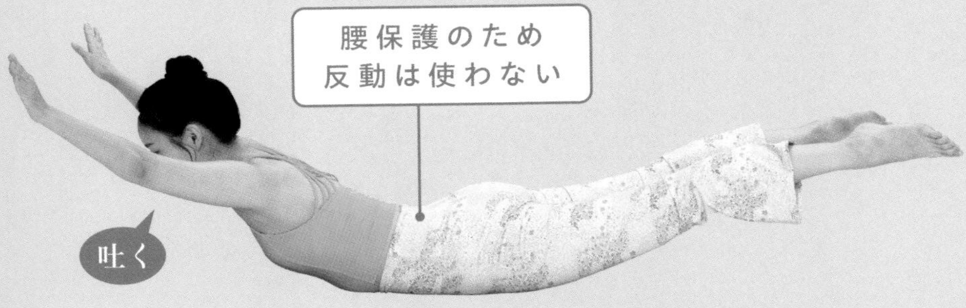

STEP 5 足と腰の強化

5〜10回　3セット

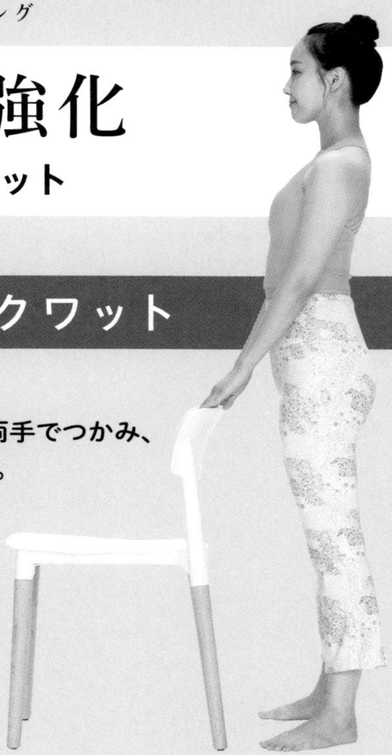

初級 つかまりスクワット

1 椅子の背やテーブルの端を両手でつかみ、
背筋を伸ばしまっ直ぐに立つ。

2

椅子に腰かけるように、
息を吐きながらゆっくり膝を曲げる。
太ももが床に対して
45度くらいになるまで
腰を下ろし、1〜2秒キープ。
息を吸いながら1の姿勢に戻る。

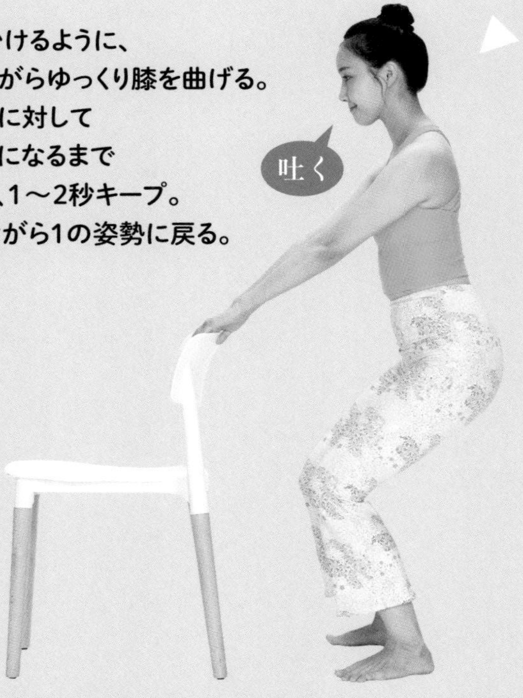

中級　ハンズアップスクワット

1

両足を肩幅より広めに開いて立つ。
つま先はやや外側に向ける。

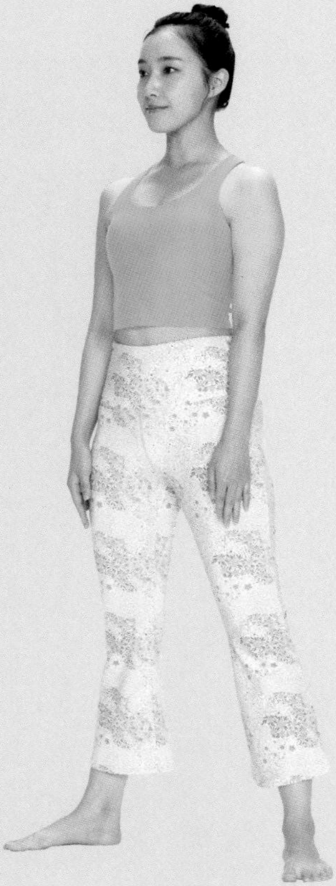

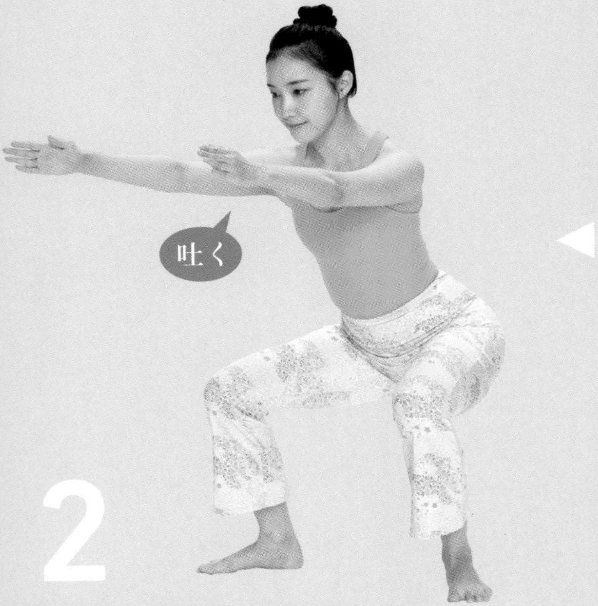

2

肩の高さで両手を前に伸ばし、椅子に腰かけるように、息を吐きながらゆっくり膝を曲げる。膝がつま先より前に出ないように注意。太ももが床に対して45～90度くらいまで深く腰を下ろすのが理想。1～2秒キープ。息を吸いながら1の姿勢に戻る。

NG ポーズ

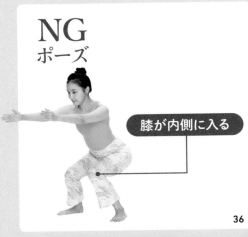

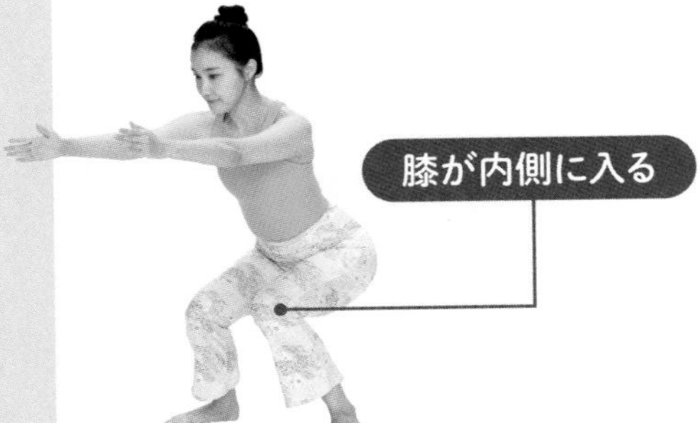

上級　頭の後ろに手を添えたスクワット

1

両手を頭の後ろに組み、
両足を肩幅より広めに開いて立つ。
つま先はやや外側に向ける。

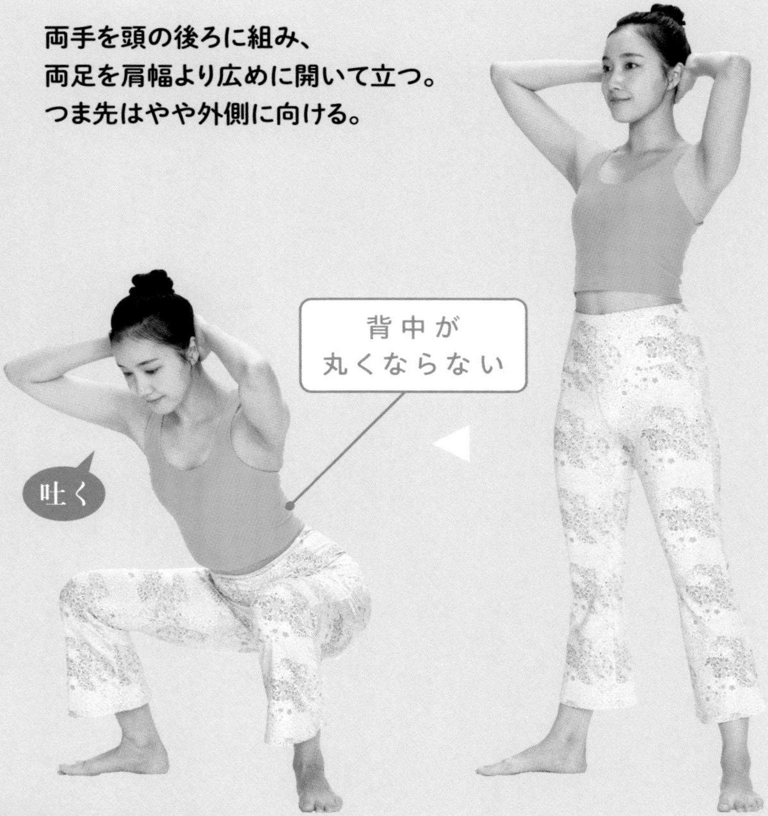
背中が
丸くならない
吐く

2

椅子に腰かけるように、息を吐きながらゆっくり膝を曲げる。膝がつま先より前に出ないように注意。太ももと床が平行になる90度くらいまで深く腰をおろすのが理想。1～2秒キープ。息を吸いながら1の姿勢に戻る。

NG ポーズ

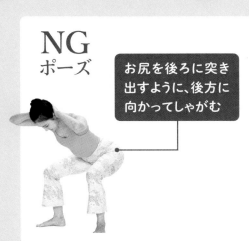

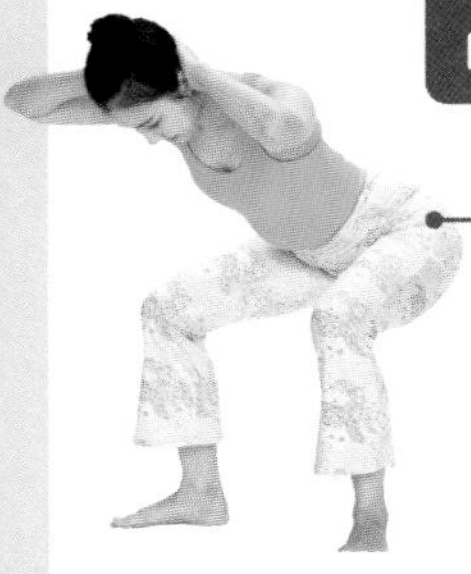
お尻を後ろに突き出すように、後方に向かってしゃがむ

STEP 6 腕の強化

5～10回　3セット

初級　トライセップスキックバック

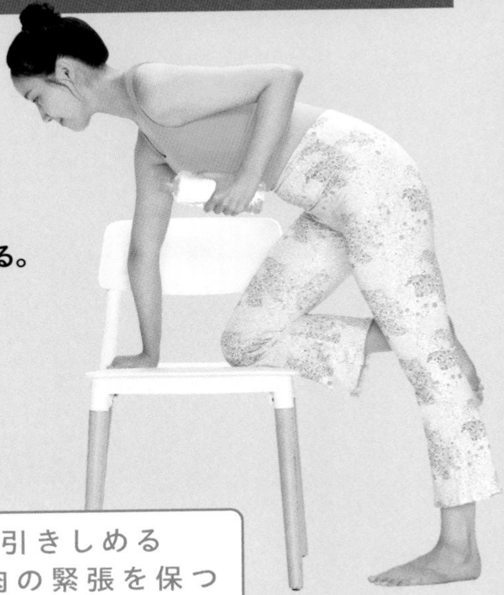

1 椅子に右手と右膝を乗せ、左手に100㎖の水を入れたペットボトルを持つ。左肘を90度に曲げ、脇をしめる。

2 肘の位置を固定したまま息を吐きながら肘を伸ばす。

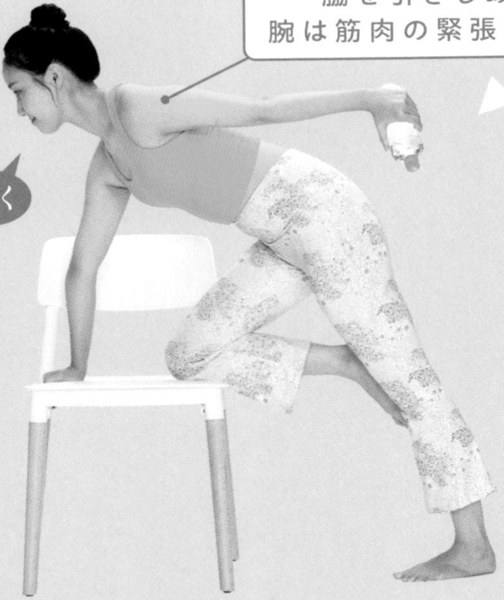

3 息を吸いながら常に筋肉の緊張が抜けないようゆっくり1の姿勢に戻す。5～10回行ったら、反対も同様に行う。

中級　トライセップスキックバック

ペットボトルの水を300mℓに増やし、
同様の動作を行う。

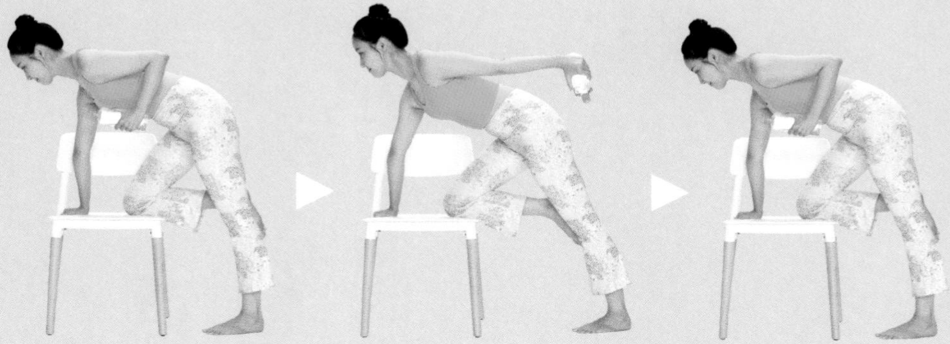

上級　トライセップスキックバック

ペットボトルの水を500mℓに増やし、
同様の動作を行う。

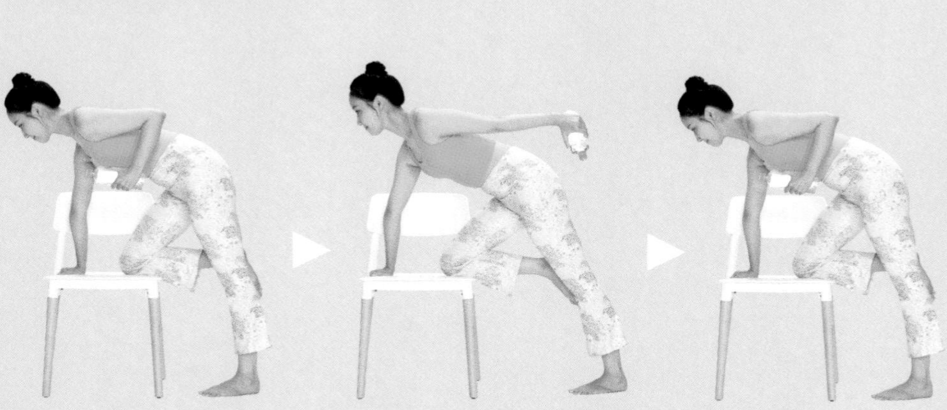

STEP 7

お尻の強化

5～10回　3セット

初級　バックキック

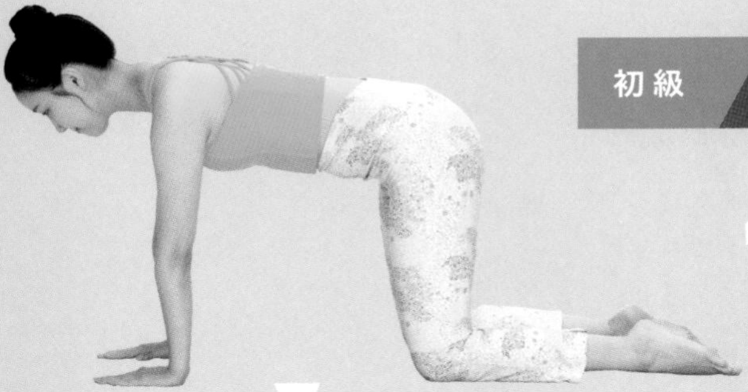

1 四つんばいになる。両手は肩幅に、両足は腰幅に開く。

▼

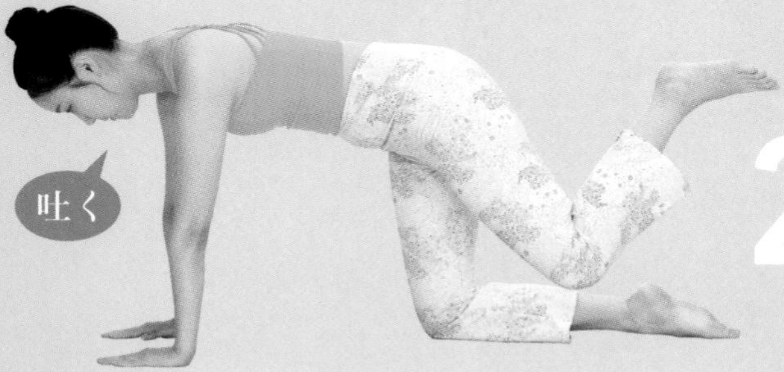

2 お尻に力を入れながら、膝が床より15cmくらいの高さになるまで息を吐きながらゆっくり足を持ち上げる。息を吸いながら1の姿勢に戻す。反対の足も同様に行う。左右で1回とする。

中級　バックキック

初級と同様の動作で、お尻に力を入れながら膝がお尻の高さにくるまで、ゆっくり足を持ち上げる。反対の足も同様に行う。

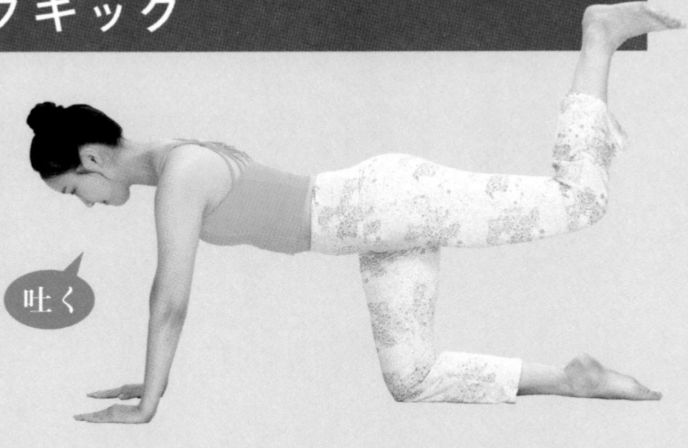

上級　スパイラルバックキック

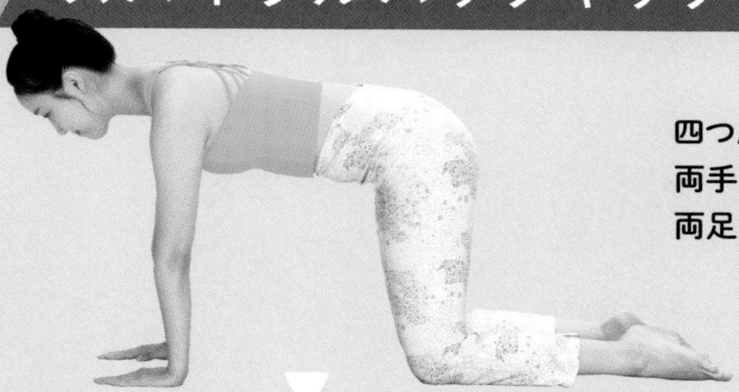

1

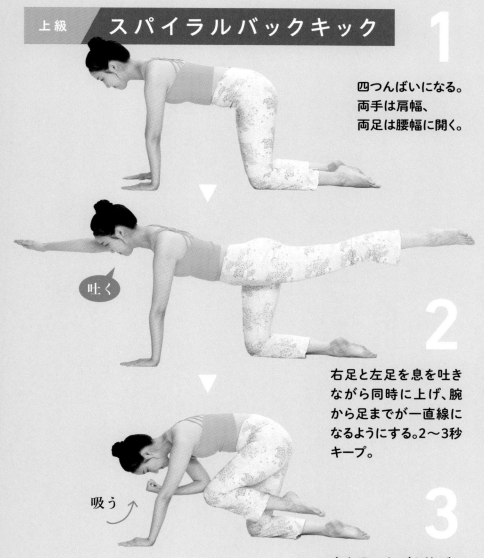

四つんばいになる。
両手は肩幅、
両足は腰幅に開く。

▼

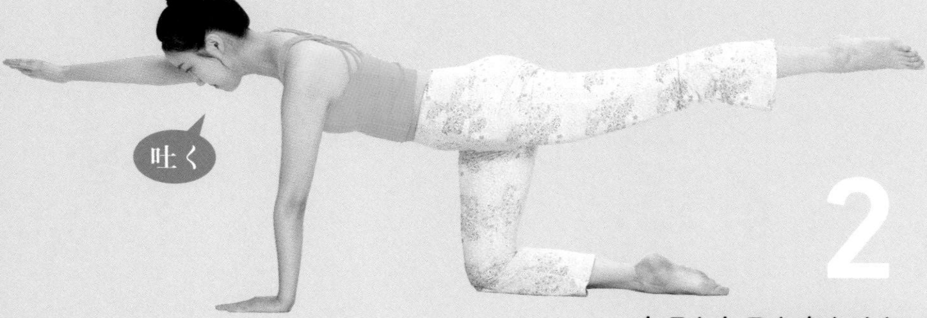

2

右足と左足を息を吐きながら同時に上げ、腕から足までが一直線になるようにする。2〜3秒キープ。

▼

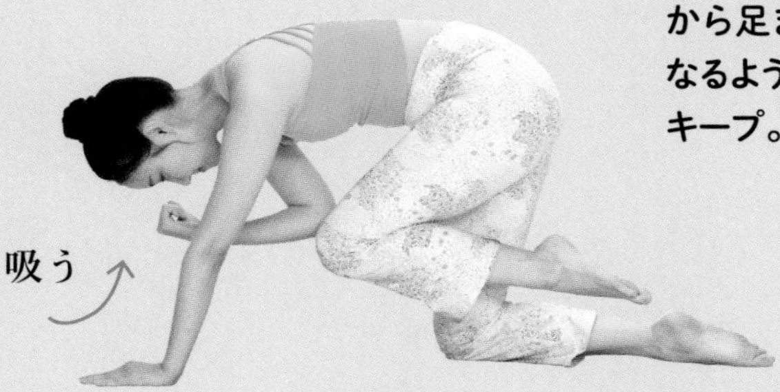

3

息を吸いながら伸ばしていた腕と脚を引き寄せ、右肘と左膝を軽くタッチ。この姿勢を2秒キープし、1の姿勢に戻る。反対の手足でも同様に行う。

NG ポーズ

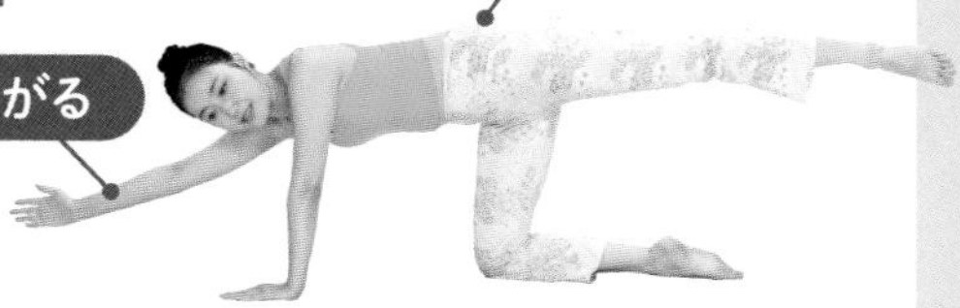

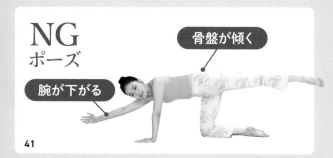

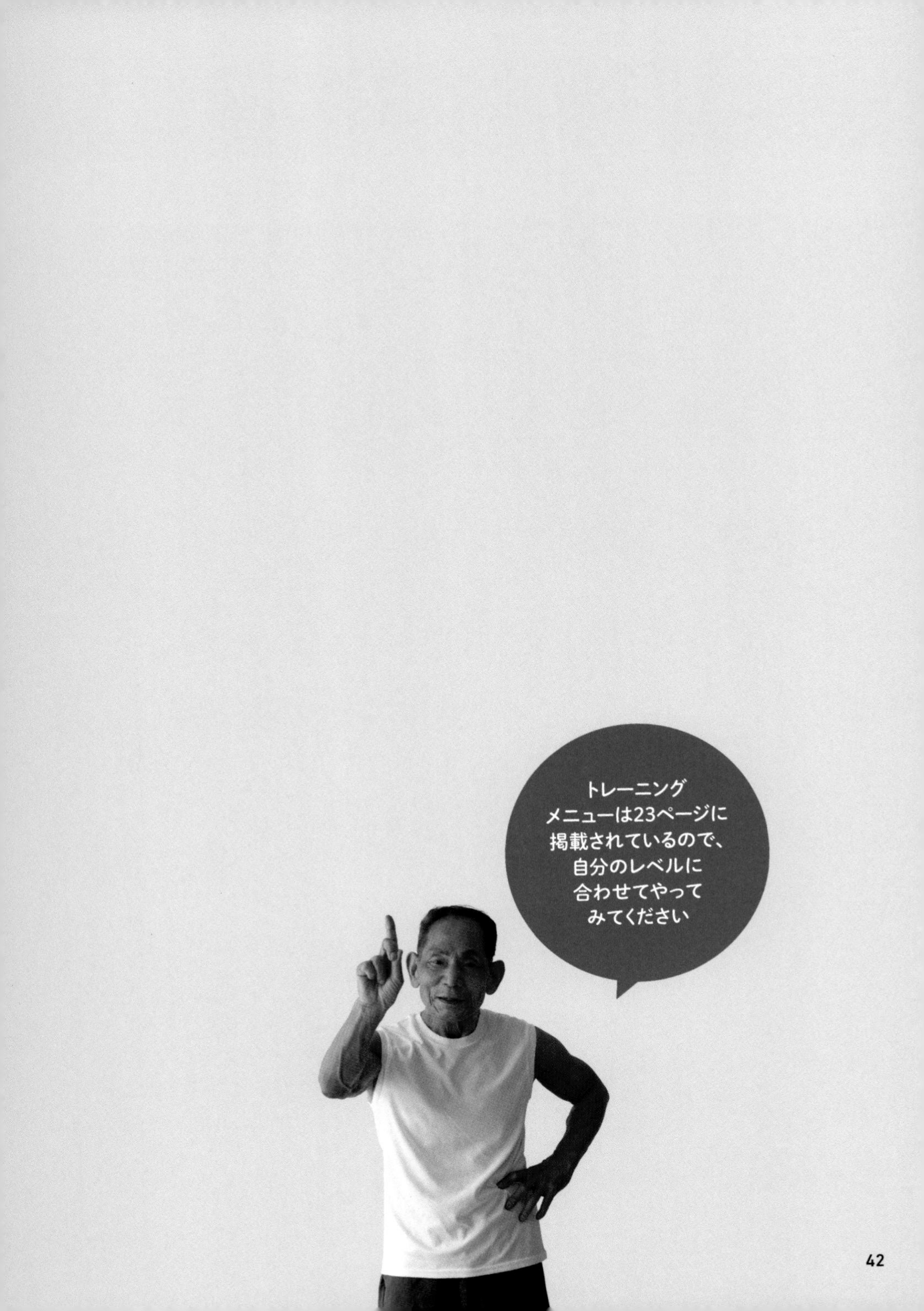
トレーニング
メニューは23ページに
掲載されているので、
自分のレベルに
合わせてやって
みてください

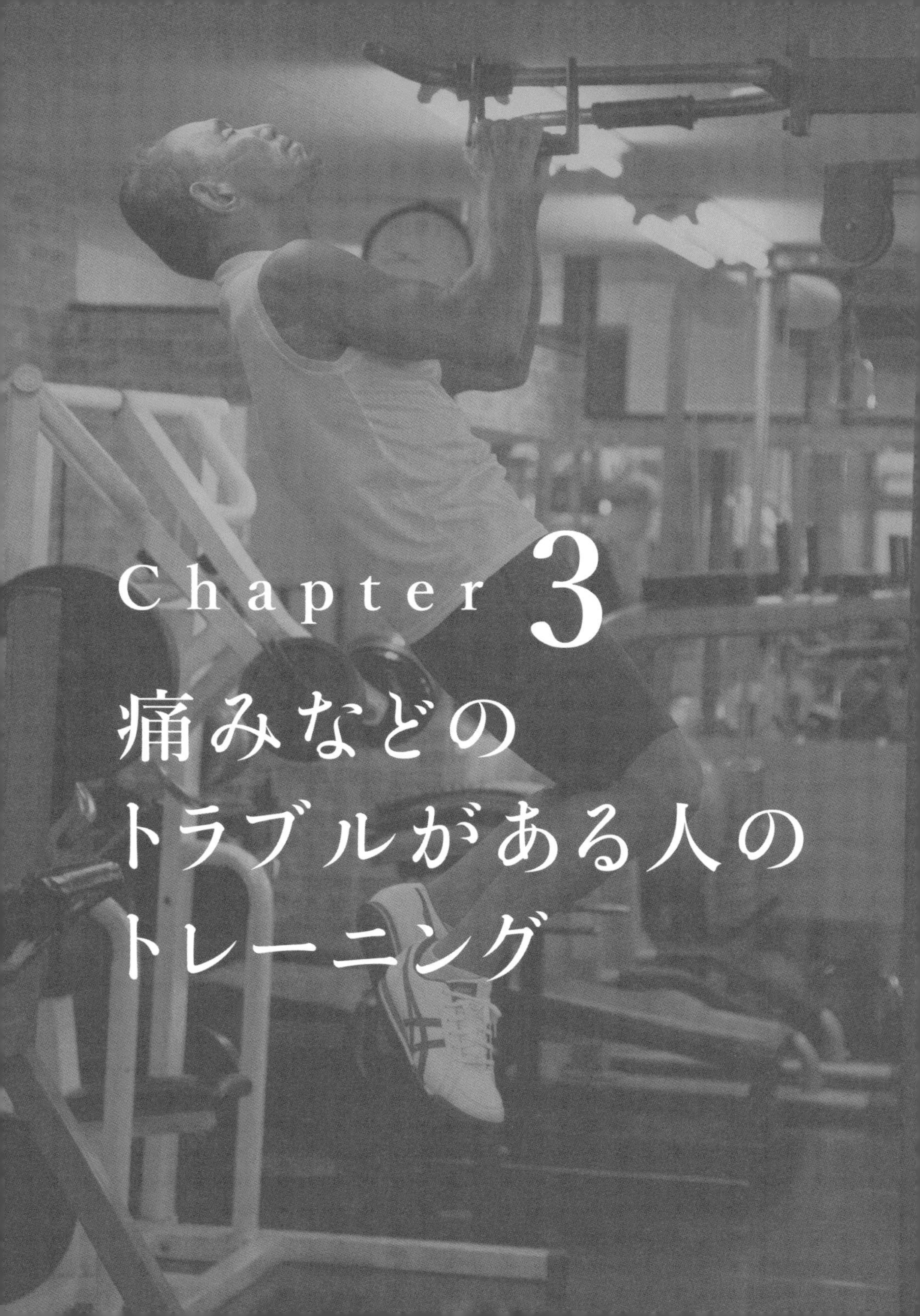

Chapter 3
痛みなどのトラブルがある人のトレーニング

痛みなどの
トラブルを抱えている方へ

どこかに痛みがある、歩けない、伏せがちになるなど、高齢になるほど体に色々問題が出てきます。そのことがきっかけで、全く出歩かなくなったり、運動をやめてしまったりします。

そんな状況でもトレーニングは続けることができます。ただし、痛みがあるのに我慢をしてトレーニングするのはＮＧです。あくまでも、トレーニングをすると体が楽になる、などの効果がある場合に続けてください。

たとえば腰痛がある人が痛みを我慢して腰のトレーニングするのはＮＧです。一方、腰痛対策のトレーニングで、「首・肩の強化」であれば痛みを感じずにできるようであれば行なってみてください。腰痛だけに限らずどこかにトラブルを抱えている人はこのトレーニングをしていいかどうか、必ずかかりつけ医に確認してください。せっかくのトレーニングでかえって痛みが増してしまっては意味がありません。

また、伏せがちの人であれば、寝たままできるトレーニングもあります。寝たままのトレーニングでも全身をまんべんなく鍛えることができます。

「痛み」は体からの信号です。ご自分の体とよく相談しながら行いましょう。なお、22ページ下の注意点に気をつけ、体に異変を感じたらトレーニングをすみやかに中止してください。

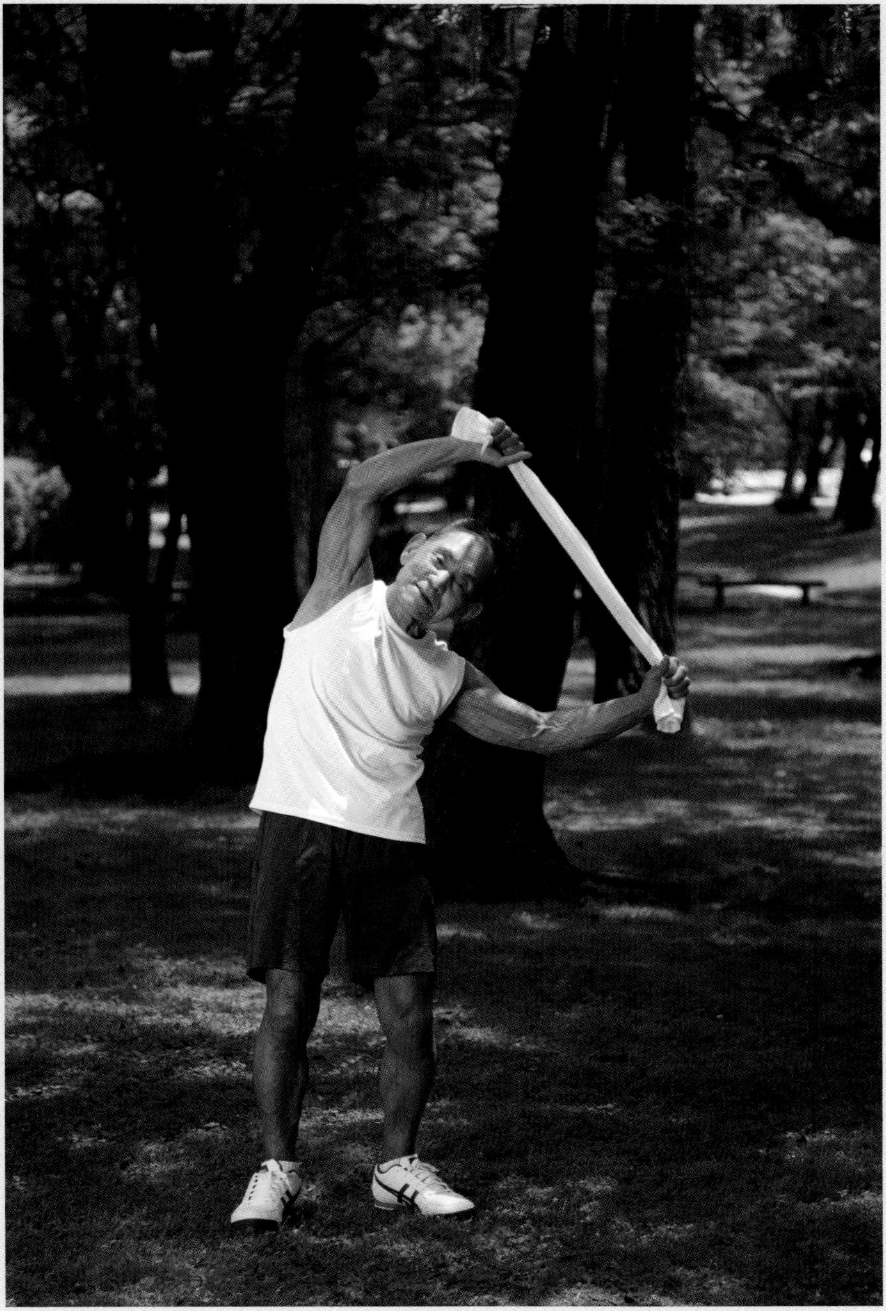

腰痛がある人のトレーニング

お尻歩き

前後5歩ずつ　3セット

骨盤のまわりをゆるめてゆがみを矯正。

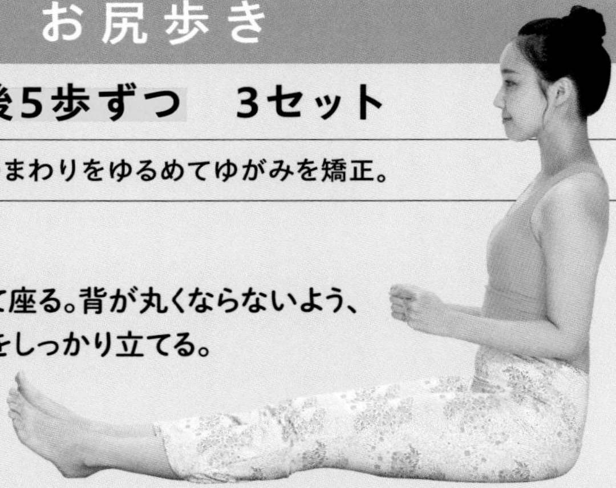

1 足を前方に出して座る。背が丸くならないよう、背筋を伸ばし腰をしっかり立てる。

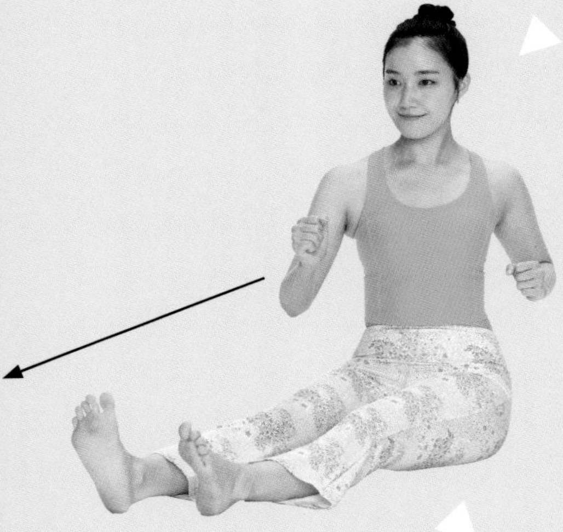

2 前方へお尻で5歩歩く。腕をしっかり振ると歩きやすい。なるべく足の力は抜いてお尻だけを使って歩く。

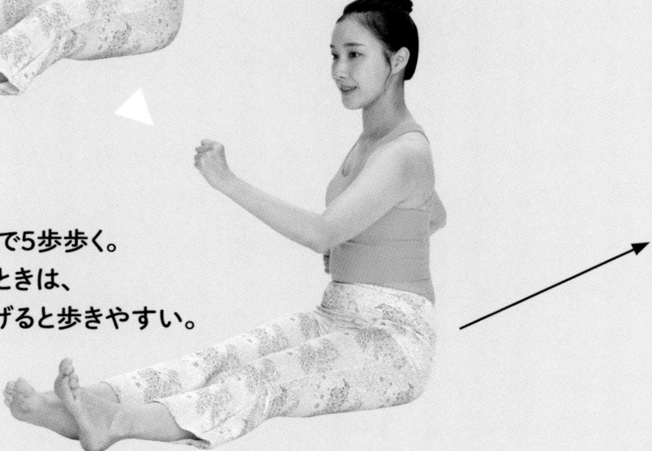

3 後方へお尻で5歩歩く。進みづらいときは、少し膝を曲げると歩きやすい。

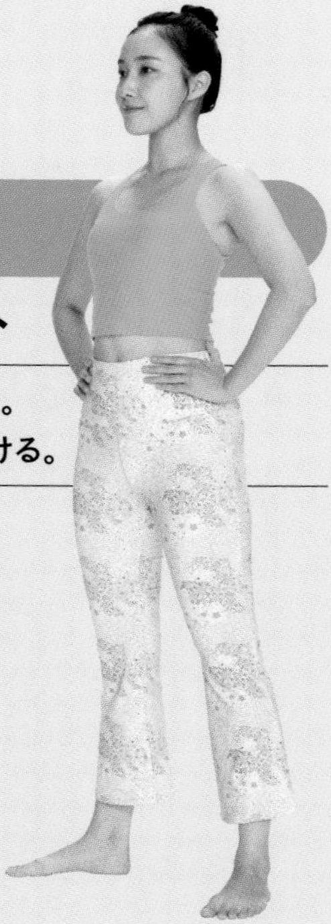

8の字まわし

左右5回ずつ　3セット

骨盤のまわりをゆるめてゆがみを矯正。
背骨本来のS字カーブにできるだけ近づける。

1 両足を広げてまっ直ぐに立つ。
つま先はやや外側に向ける。

2 フープを腰でまわすように、
数字の8を描くようにゆっくりと
水平に腰を動かす。5回まわしたら、
反対側へも同様にまわす。

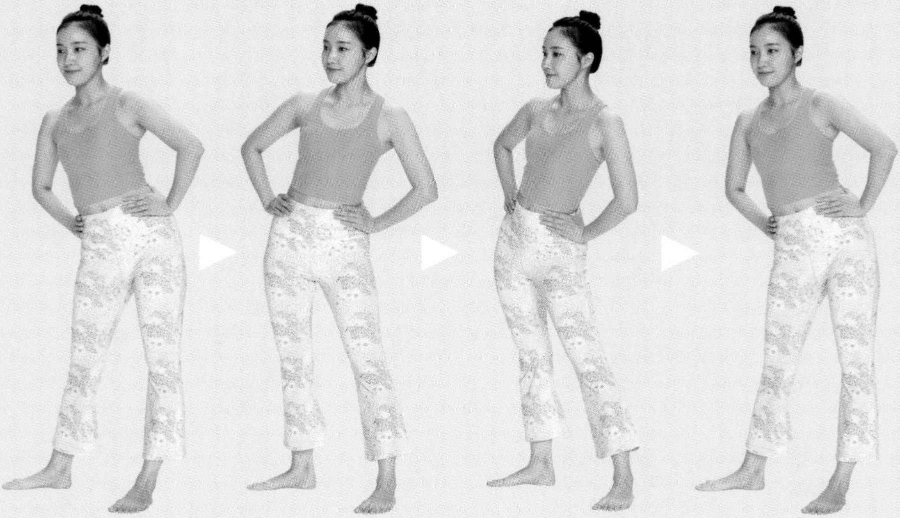

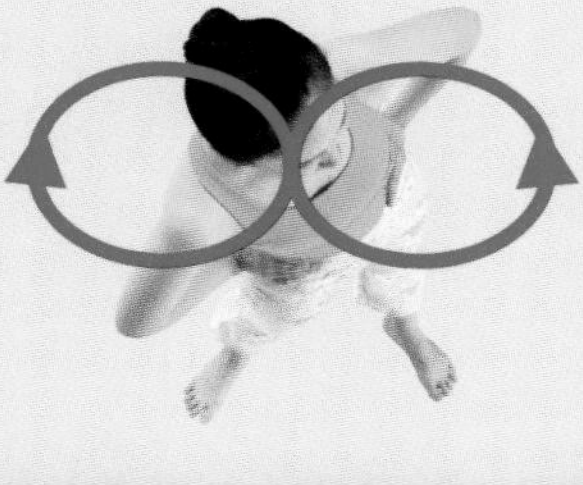

腰で8の字を描く

ペットボトルを持って頭上で交差

5～10回　3セット

腰痛は猫背や首の傾きによる姿勢の乱れが原因のことが多い。
首・肩の強化は腰痛予防に役立つ。

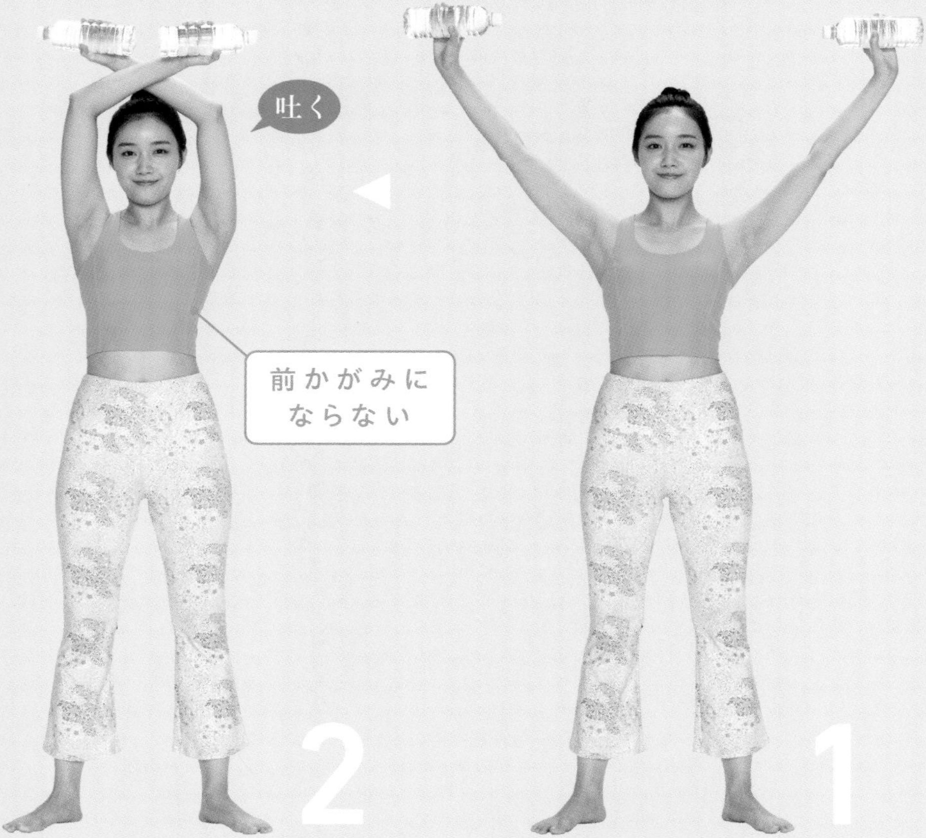

1 水を入れた500mlのペットボトルを両手で持って上げ、足は肩幅より広めに開きまっ直ぐに立つ。重い場合は自分の持てる重さに調節する。

2 しっかり力を入れ息を吐きながら頭上で両手を交差させ、息を吸いながらゆっくり1の姿勢に戻す。

フロントレイズ

5〜10回　3セット

首・肩を強化して、姿勢を正し、腰痛を予防する。

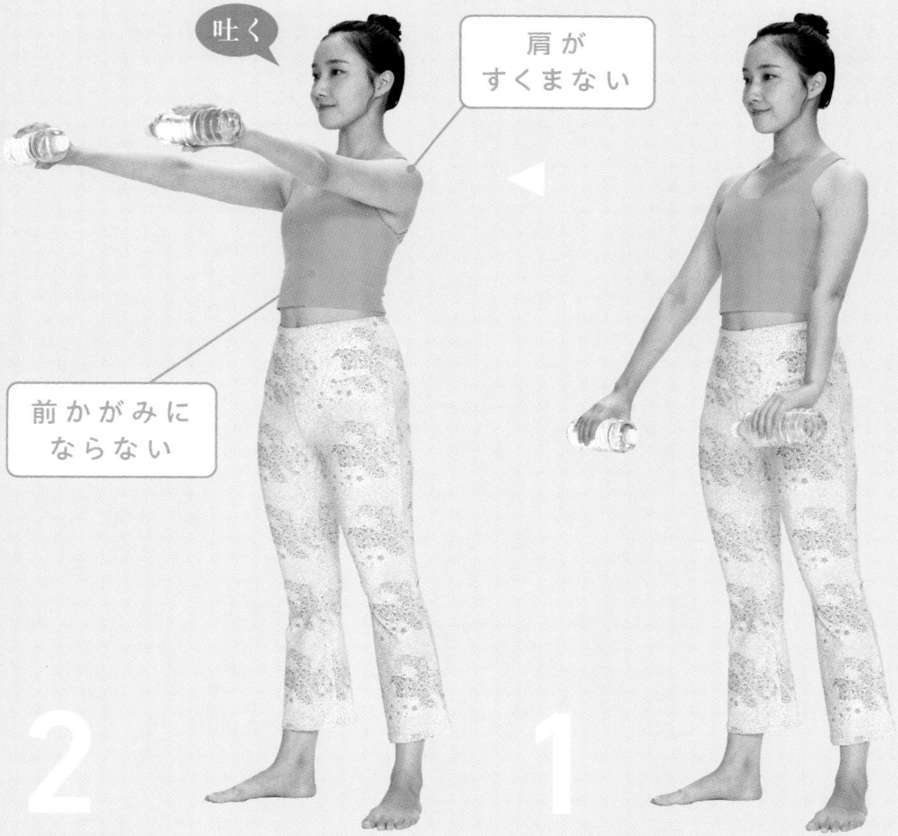

2

肘を伸ばしたまま、息を吐きながら腕をまっ直ぐに肩の高さまで上げる。息を吸いながらゆっくり1の姿勢に戻す。

1

足は肩幅に開き、水を入れた500mℓのペットボトルを前方に両手で持つ。

膝に痛みがある人のトレーニング

膝曲げ伸ばし

5～10回　3セット

膝の曲げ伸ばしで、膝の痛みを軽減。

1

椅子に深く座る。

床に足が
つかないときは
台などを置く

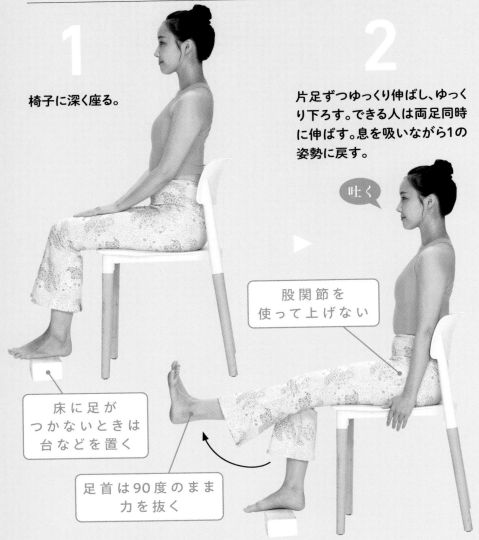

2

片足ずつゆっくり伸ばし、ゆっくり下ろす。できる人は両足同時に伸ばす。息を吸いながら1の姿勢に戻す。

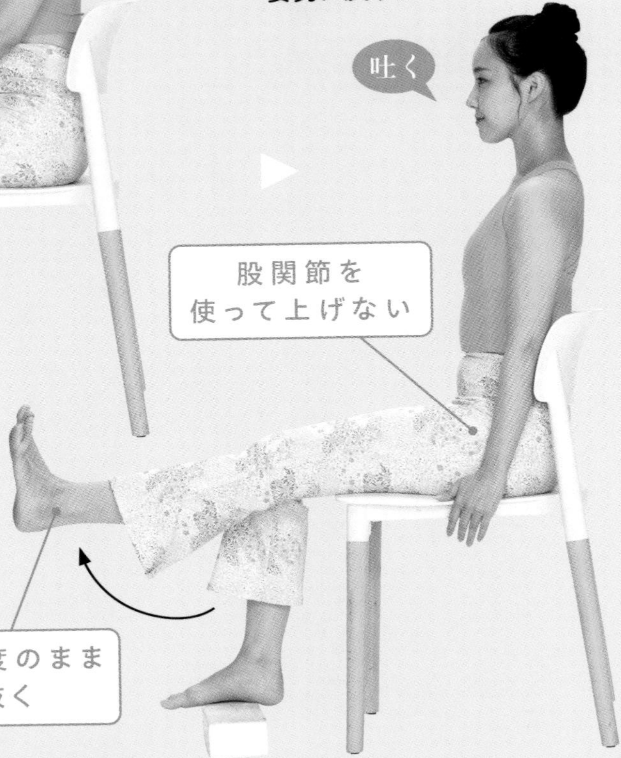
吐く
股関節を
使って上げない
足首は90度のまま
力を抜く

椅子につかまり屈伸

5～10回　3セット

膝の曲げ伸ばしで、膝の痛みを軽減。

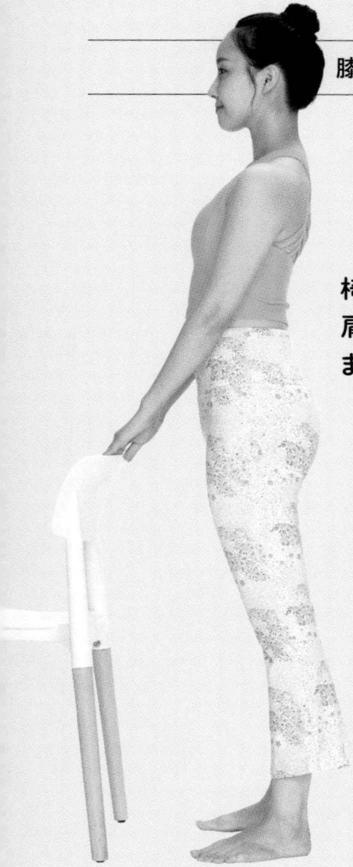

1

椅子につかまり足を
肩幅くらいに開いて
まっ直ぐに立つ。

▶

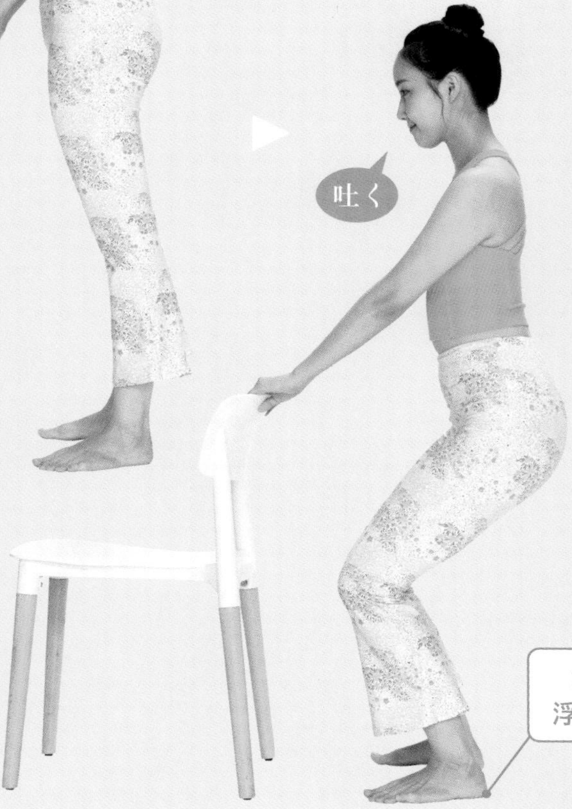

2

ゆっくり膝を曲げて息を吐きながら足の屈伸を行う。膝に痛みが出ない角度まで下ろす。できる範囲でOK。息を吸いながら1の姿勢に戻す。

首・肩の痛みやこりがある人のトレーニング

リアレイズ

5～10回　3セット

首・肩周辺の緊張をほぐしてゆるめる。

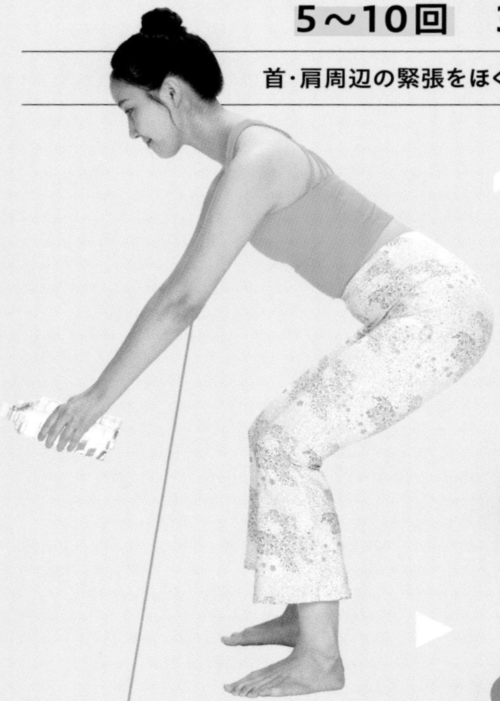

1 水を入れた500mℓのペットボトルを前方で両手で持ち、膝を軽く曲げ体を前傾させる。

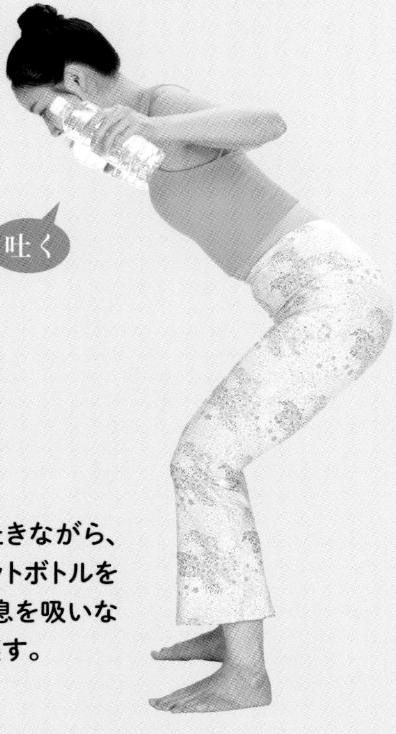

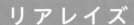

2 しっかり力を入れ息を吐きながら、ゆっくり肩の高さまでペットボトルを上げる。3秒キープして、息を吸いながらゆっくり1の姿勢に戻す。

首の前後左右アイソメトリック

各5〜7秒　3セット

首・肩周辺の緊張をほぐしてゆるめる。

1 おでこに4本指をあて力を入れる。
それに反するように頭に力を入れ、
5〜7秒間相互に押し合う。

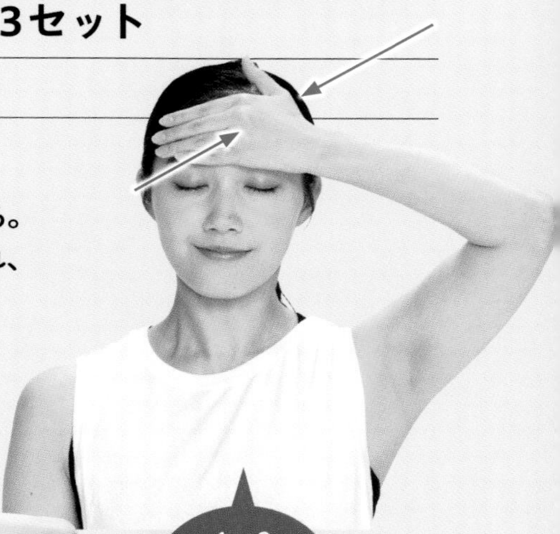

1〜3
呼吸は
止めない

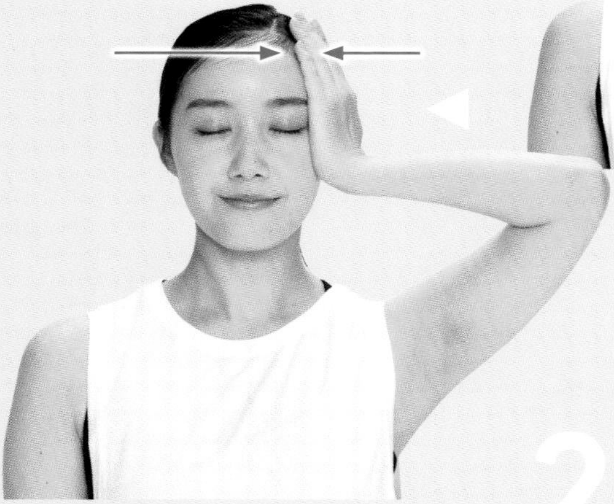

2 頭を軽く右横に傾ける。右のこめかみに指をあて力を入れる。それに反するように頭に力を入れ、5〜7秒間相互に押し合う。左側も同様に行う。

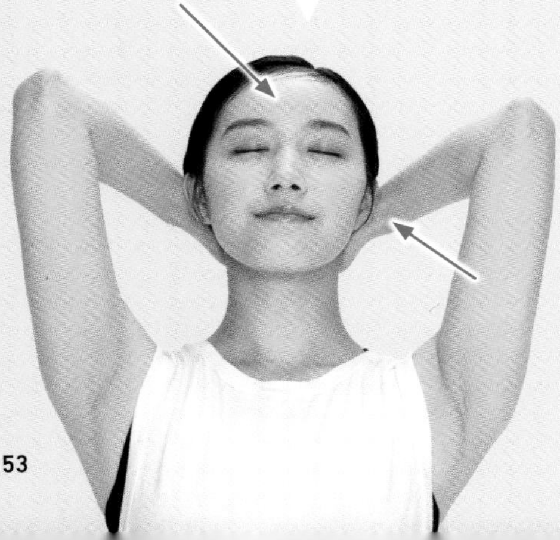

3 少し上を向き、両手を後頭部に置く。それに反するように頭に力を入れ、5〜7秒間相互に押し合う。

歩くのが難しい人のトレーニング

片足伸ばし

5～10秒　3セット

足腰の強化を目指す。

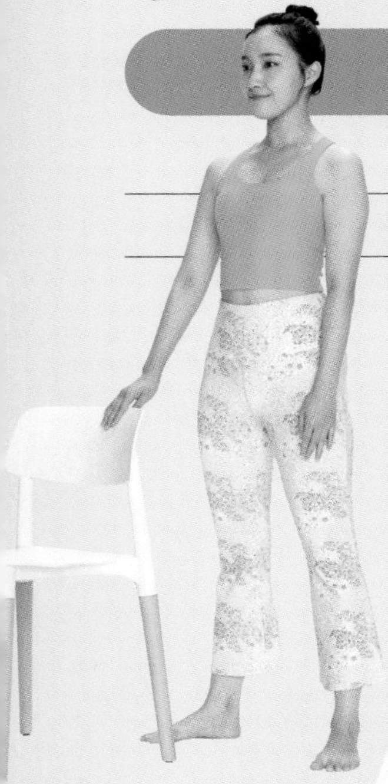

1

足を肩幅に開いてまっ直ぐに立つ。
難しい人はテーブルや椅子などにつかまる。

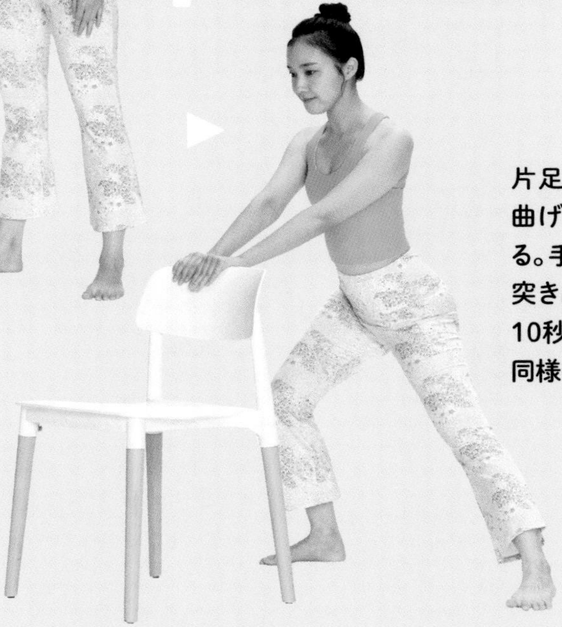

2

片足を伸ばし、もう片足は曲げてそこに体重を乗せる。手は重ねて斜め前に突き出し、その姿勢を5～10秒キープ。反対の足も同様に行い1セットとする。

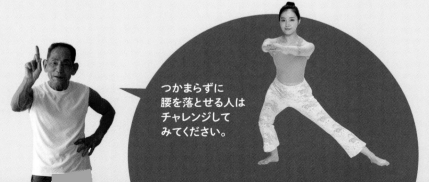

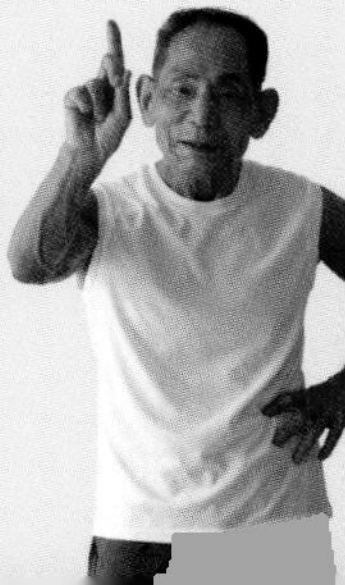

つかまらずに
腰を落とせる人は
チャレンジして
みてください。

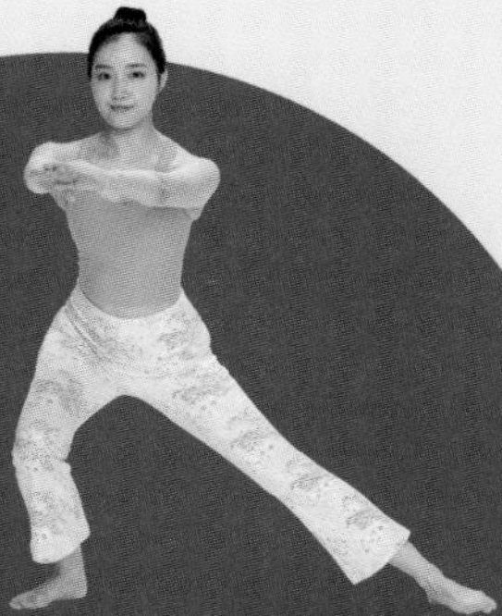

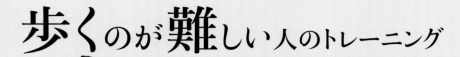

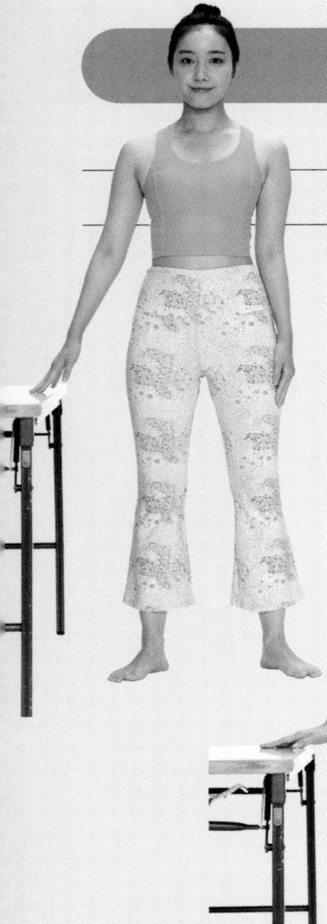

シシースクワット

5〜10回　3セット

足腰を強化し、再び歩ける体を目指す。

1 しっかりした支えに手をついて立つ。
足を肩幅くらいに開き、つま先はやや外側に向ける。

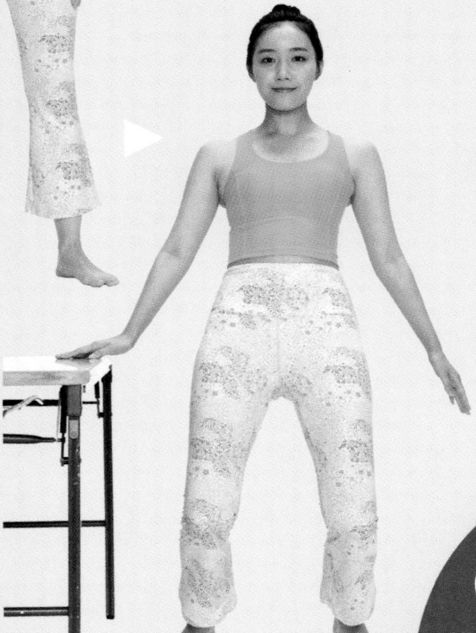

2 背筋と股関節を伸ばしたまま、膝を前に出しながらしゃがむ。1秒ほどキープし、1の姿勢に戻すが、膝が伸びきる前に2の動作に移る。

○ 横から見た正しい姿勢

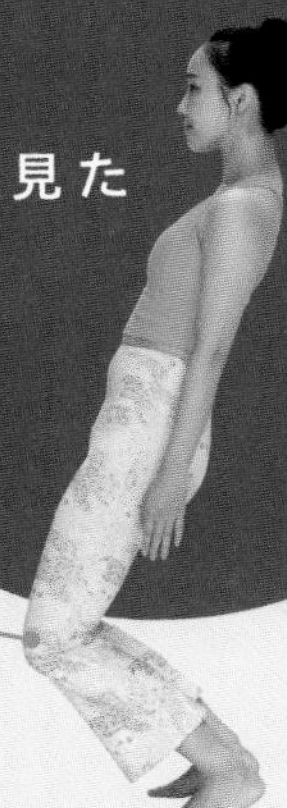

体が「くの字」に曲がらないよう、
おへそを前に突き出すイメージで
股関節を伸ばす

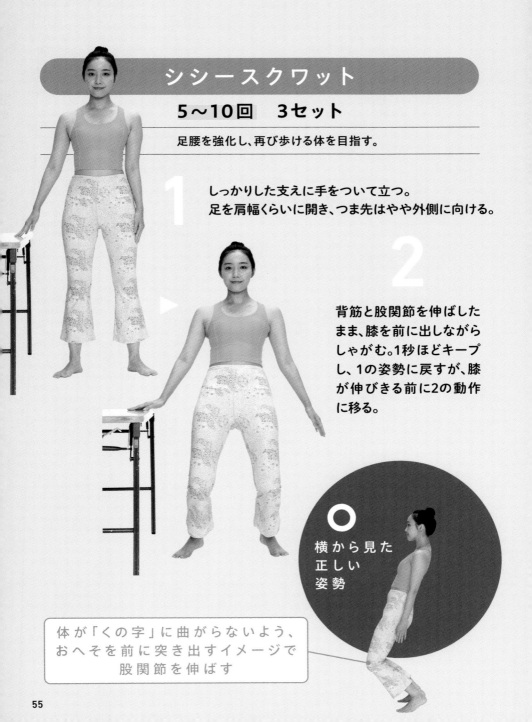

寝たままでもできるトレーニング

腹筋の強化

5〜10回　3セット

仰向けになり
両足にしっかり力を入れながら
膝を曲げて体に引き寄せる。
1〜3秒キープして足を伸ばす。
5〜10回繰り返し1セットとする。

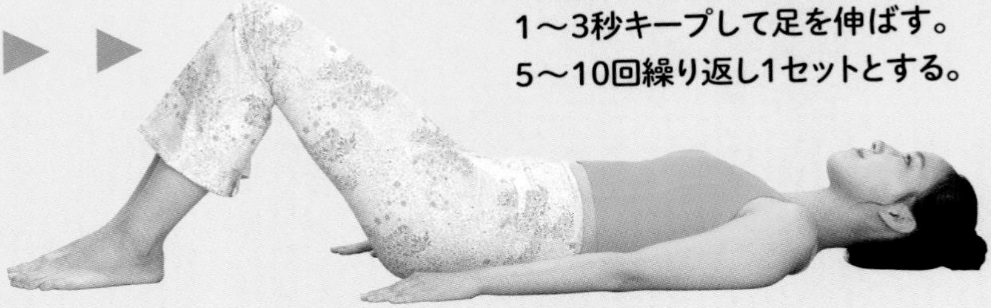

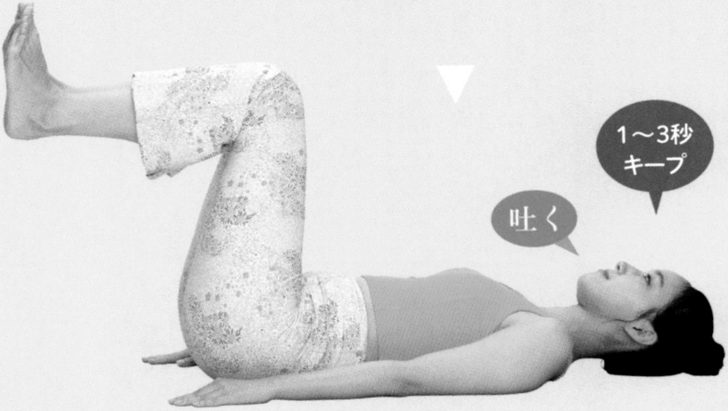

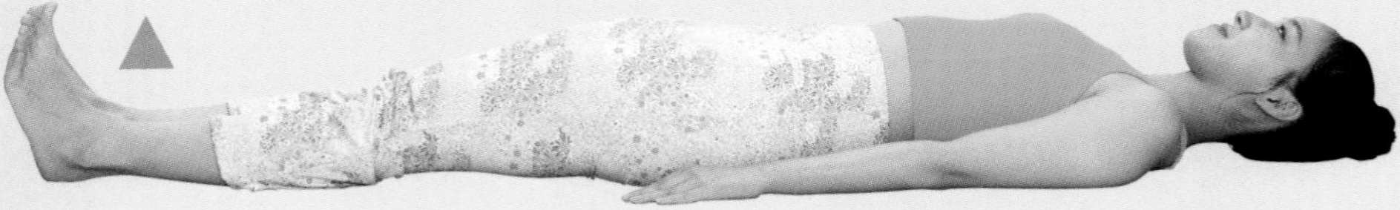

足の前面の強化

5～10回　3セット

1 うつ伏せになり、腕は頭の方向に伸ばし、
手のひらは床につける。
足は自然な状態で伸ばす。

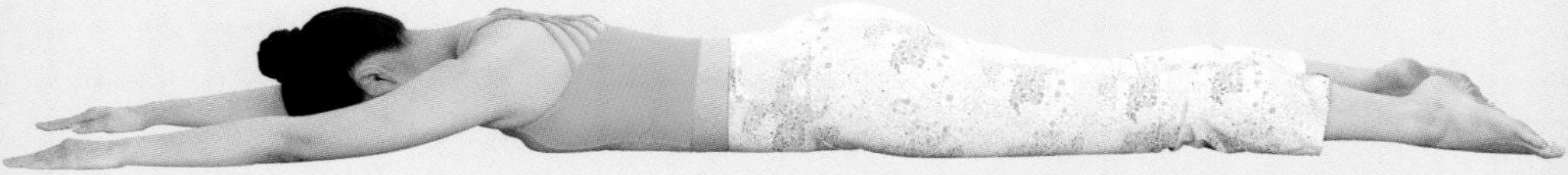

▼

2 左膝を曲げ、かかとをお尻に近づける。左手で左足の甲をつかみ、背中のほうに引き寄せる。太ももの前側がしっかり伸びていることを意識して1～3秒キープ。1に戻り、反対側も同様に行う。左右5～10回繰り返し、これで1セット。

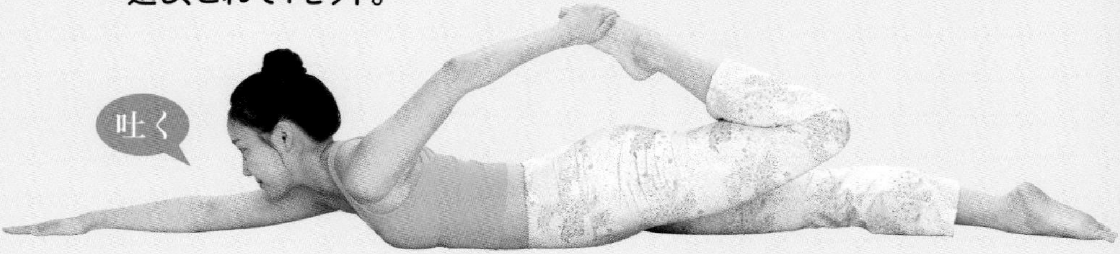

横向きで行ってもよい。

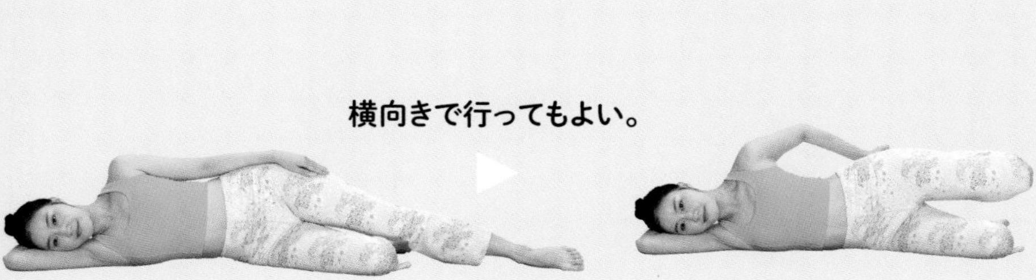

足の後面の強化

5～10回　3セット

1 うつ伏せになり、手はあごの下で組む。

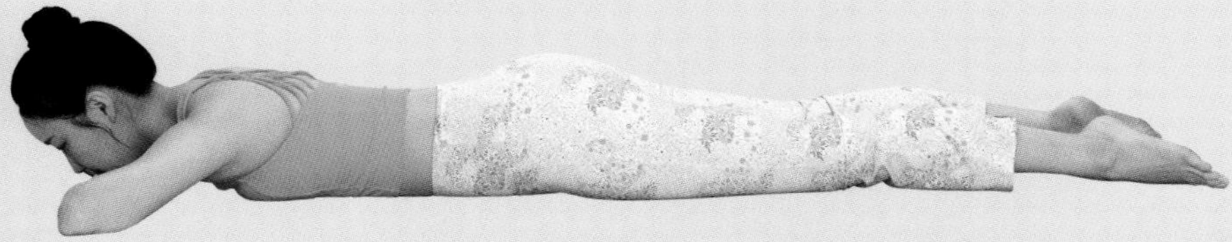

2 水泳のバタ足のように、膝を伸ばして
交互に足をバタバタさせる。
5～10回で1セット。

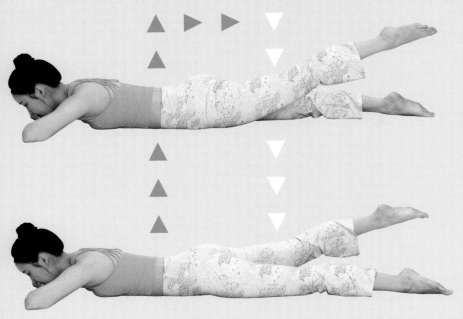

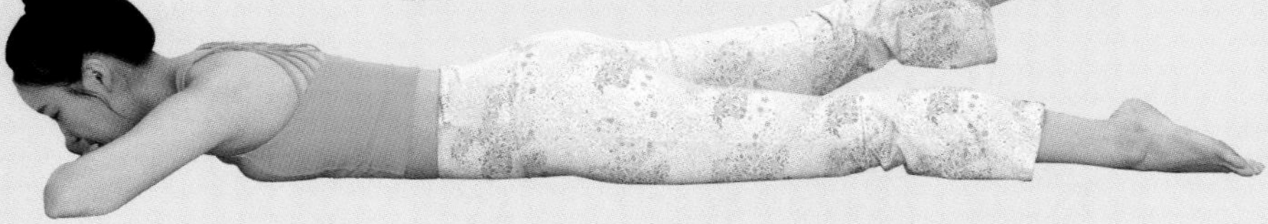

郵便はがき

112-8731

料金受取人払郵便

小石川局承認

1105

差出有効期間
2024年6月27
日まで
切手をはらずに
お出しください

東京都文京区音羽二丁目
十二番二十一号

講談社エディトリアル 行

ご住所	□□□-□□□□		
(フリガナ) お名前		男・女	歳
ご職業	1. 会社員　2. 会社役員　3. 公務員　4. 商工自営　5. 飲食業　6. 農林漁業　7. 教職員　8. 学生　9. 自由業　10. 主婦　11. その他（　　）		
お買い上げの書店名	市 区 町　　　書店		

このアンケートのお答えを、小社の広告などに使用させていただく場合がありますが、よろしいでしょうか？　いずれかに○をおつけください。

【　可　　不可　　匿名なら可　】

＊ご記入いただいた個人情報は、上記の目的以外には使用いたしません。

TY 000015-2205

愛読者カード

今後の出版企画の参考にいたしたく、ご記入のうえご投函くださいますようお願いいたします。

本のタイトルをお書きください。

a 本書をどこでお知りになりましたか。

1．新聞広告（朝、読、毎、日経、産経、他）　　2．書店で実物を見て

3．雑誌（雑誌名　　　　　　　　　　　　　）　4．人にすすめられて

5．書評（媒体名　　　　　　　　　　　　　）　6．Web

7．その他（　　　　　　　　　　　　　　　　　　　　　　　）

b 本書をご購入いただいた動機をお聞かせください。

c 本書についてのご意見・ご感想をお聞かせください。

d 今後の書籍の出版で、どのような企画をお望みでしょうか。興味のあるテーマや著者についてお聞かせください。

ご協力ありがとうございました。

上半身の強化

5〜10回　3セット

1 仰向けになり、両手を胸の前で合わせる。

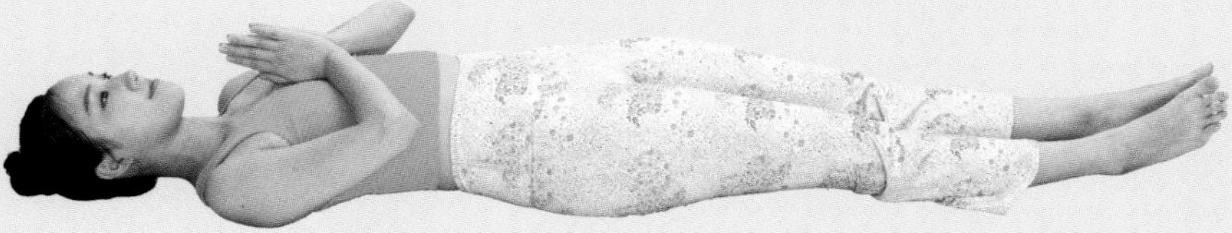

2 力を入れ息を吐きながら腕を曲げ伸ばしする。
5〜10回で1セット。

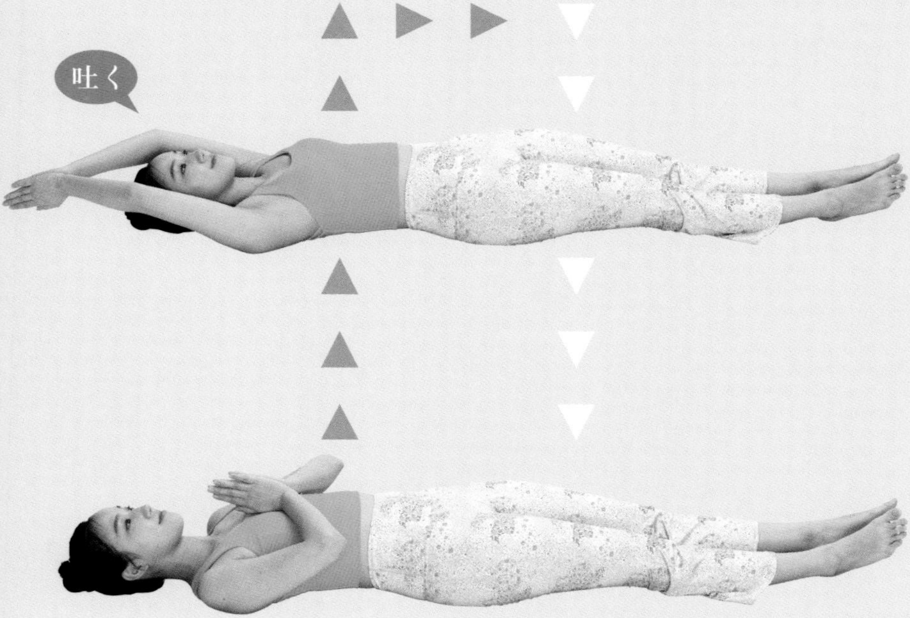

上半身の強化

5〜10回　3セット

1 仰向けになり、腕を左右に伸ばす。

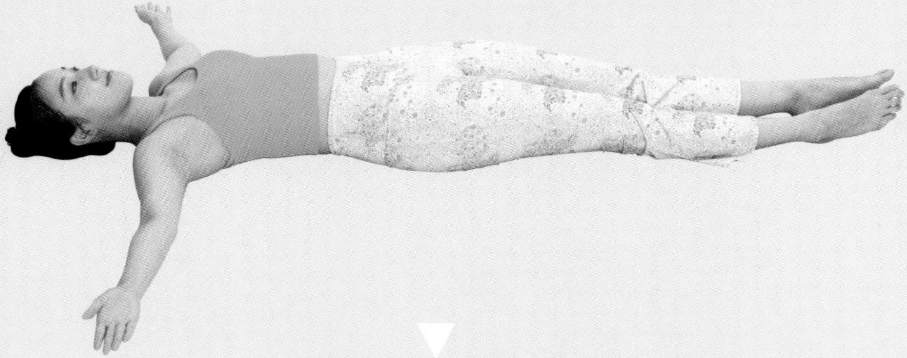

▼

2 脇をしっかりしめ息を吐きながら、腕を交差させる。
体をしめつけるように交差させる。
5〜10回で1セット。

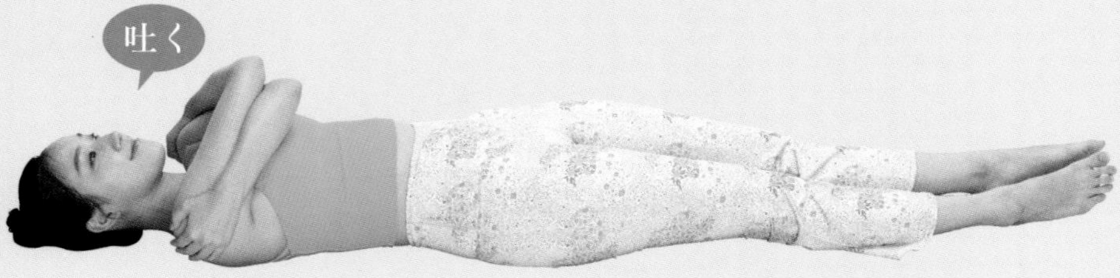

肩と胸の強化

5～10回　3セット

1

仰向けになり、タオルを両手で持ち、腕を伸ばす。

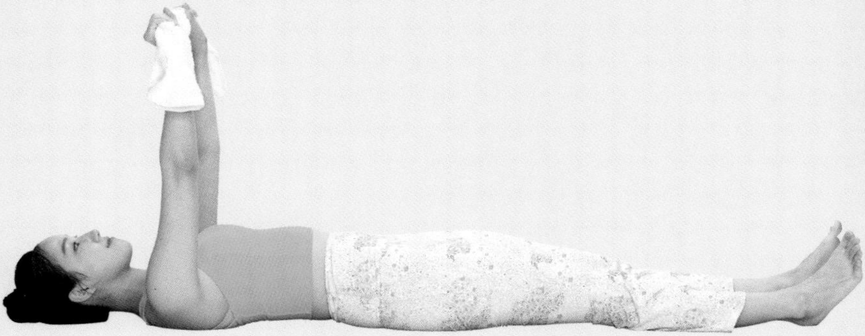

▼

2

伸ばした腕にしっかり力を入れながら、
頭の上方に息を吐きながら持っていき1～3秒キープ。
息を吸いながら1の姿勢に戻す。
5～10回で1セット。

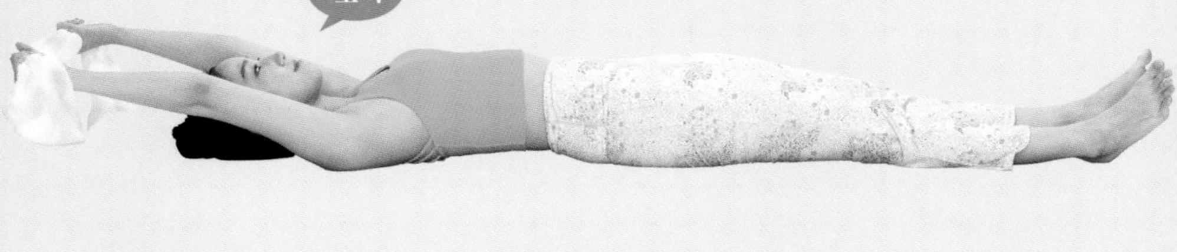

胸の強化

5〜10回　3セット

1　仰向けになり、タオルを両手で持ち、肘を張る。

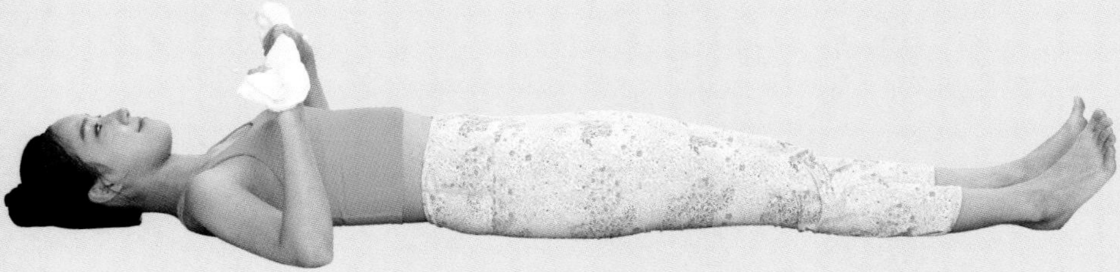

▼

2　しっかり力を入れ息を吐きながら腕を真上に上げ、1〜3秒キープ。
息を吸いながら1の姿勢にもどす。
5〜10回で1セット。

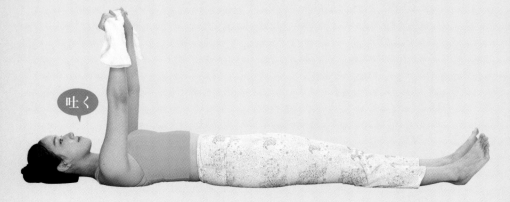

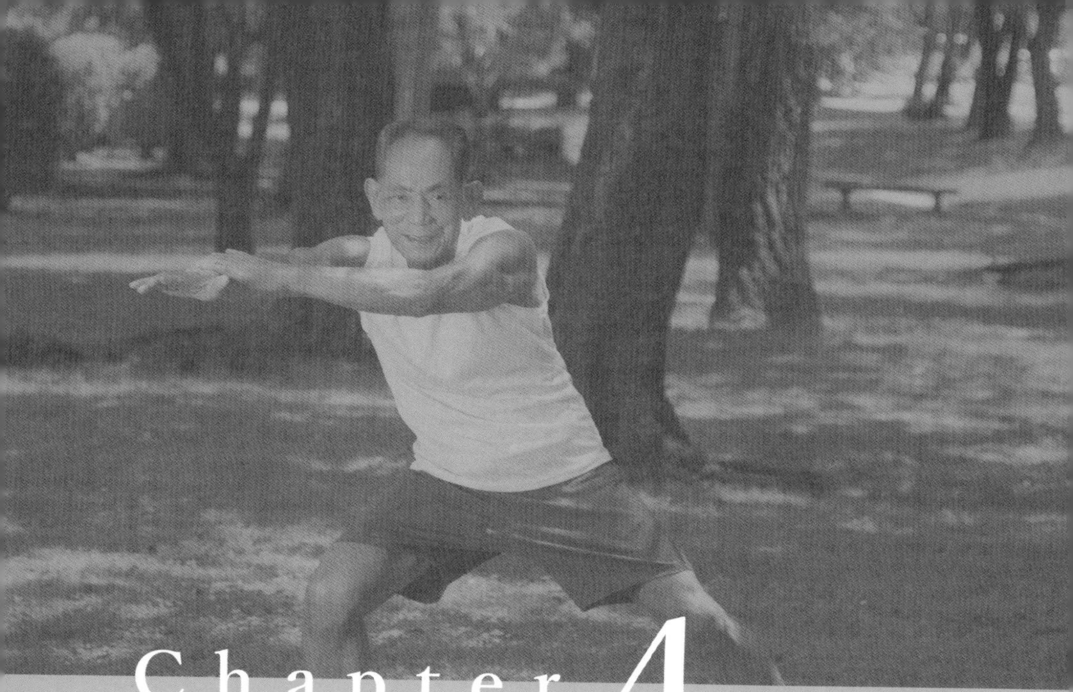

Chapter 4

ぐっすり眠れて朝まで起きないストレッチ

歳を重ねると睡眠トラブルが多くなる

夜すぐに寝つけない、途中で何度も起きてしまう、そんなに寝ていないのに朝早く起きてしまうなど、歳を重ねると睡眠のトラブルが多くなるようです。実は私は睡眠に関しては一切困ったことがありません。布団に入るとすっと寝てしまい朝までぐっすりです。これは私の生活習慣と関係していると思います。私の1日のスケジュールは74ページで詳述していますが、私は20代の頃から今も、朝の9時半から夜の10時まで働いていて、その間にトレーニングなども行っているので、体がちょうどよく疲れているのだと思います。絶えず緊張感のある生活をしているため、布団に入るとふっとリラックスして、朝まで眠り続けられるのではと思っています。もちろん多くの人がこのような生活をするのは難しいと思います。そこでストレッチです。

筋肉の緊張を解きほぐし、朝までぐっすり！

この章ではストレッチについて解説しています。ストレッチは毎日やってもいいですし、とくに張りやこりを感じるときに行ってもよいでしょう。すべてのストレッチを通して全身の筋肉をストレッチできるメニューになっています。とくに最後のストレッチは筋弛緩《きんしかん》法《ほう》とよばれる、医療などでも使われる筋肉をほぐす方法です。なかなか寝つけない人はこれだけをやってもよいでしょう。

太もも前面のストレッチ

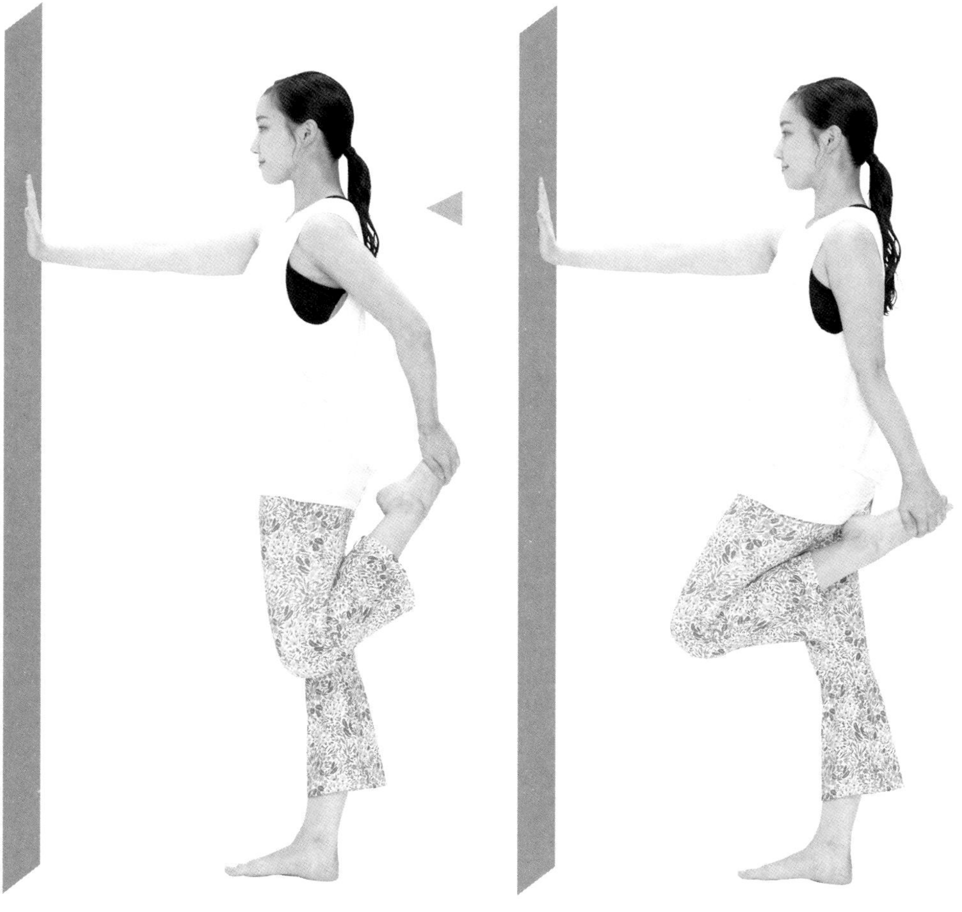

2 つま先を引き上げ、太もも前面を15〜30秒伸ばす。上体が前傾しないよう注意。反対の足も同様に。

1 壁に手をつき、反対側の手でつま先を持つ。足首を持たないよう注意。

太もも後面・お尻
のストレッチ

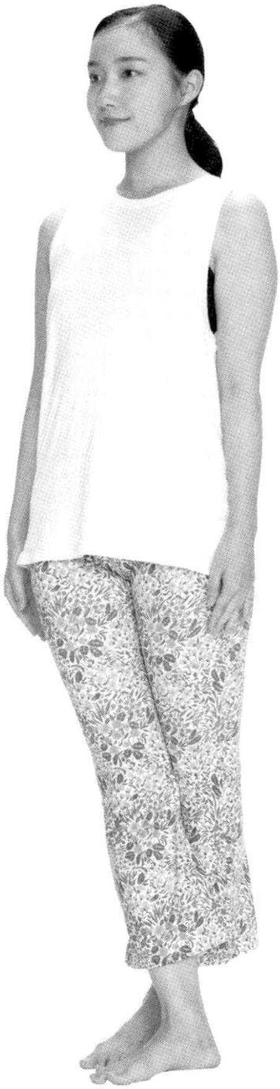

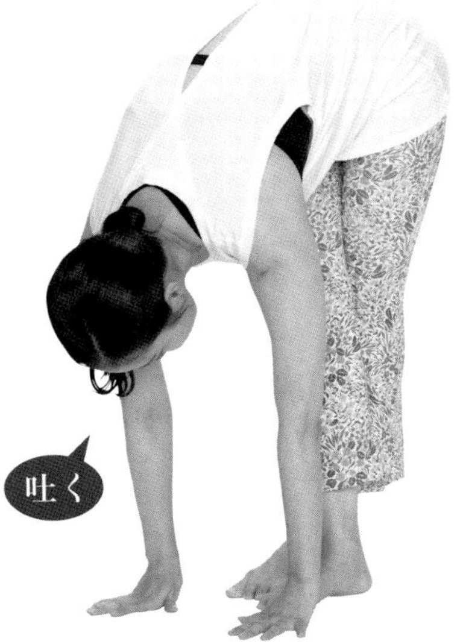

1 足をクロスさせまっ直ぐ立つ。

2 息を吐きながら約15〜30秒前屈する。膝をできるだけ伸ばす。反対の足も同様に。

上腕後面
のストレッチ

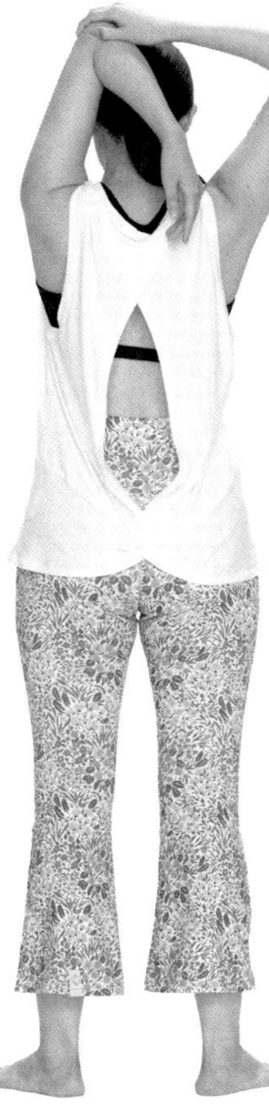

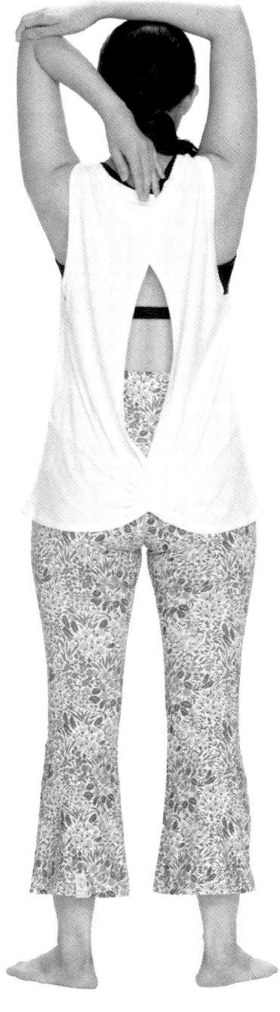

1 腕を肘から曲げて、頭の後ろにまわし、反対側の手で肘をつかむ。

2 肘をつかんだ手を引く。その際、曲げた肘が伸びないよう注意。15～30秒キープし反対側も同様に。

腕・肩
のストレッチ

NG ポーズ

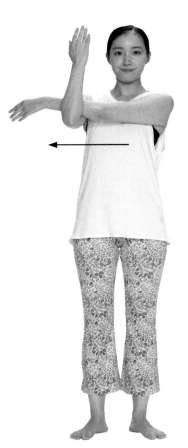

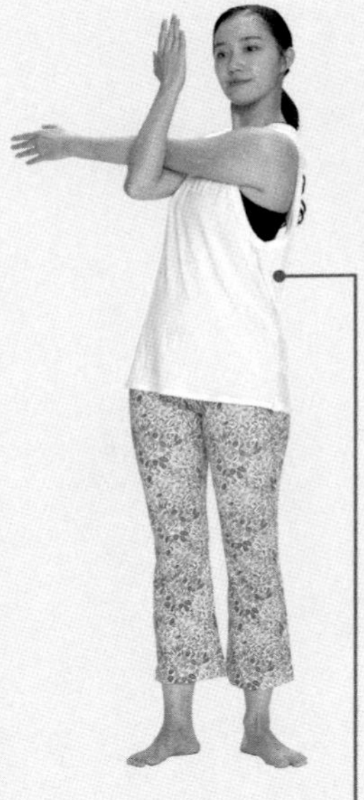

片方の腕を体の前で体と水平に伸ばす。反対側の手を曲げて支えるように持ち、15～30秒引く。反対側も同様に。

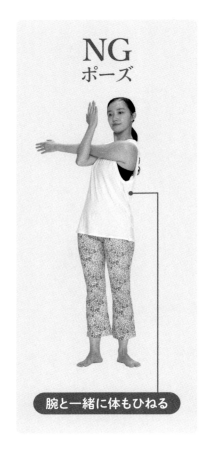

胸のストレッチ

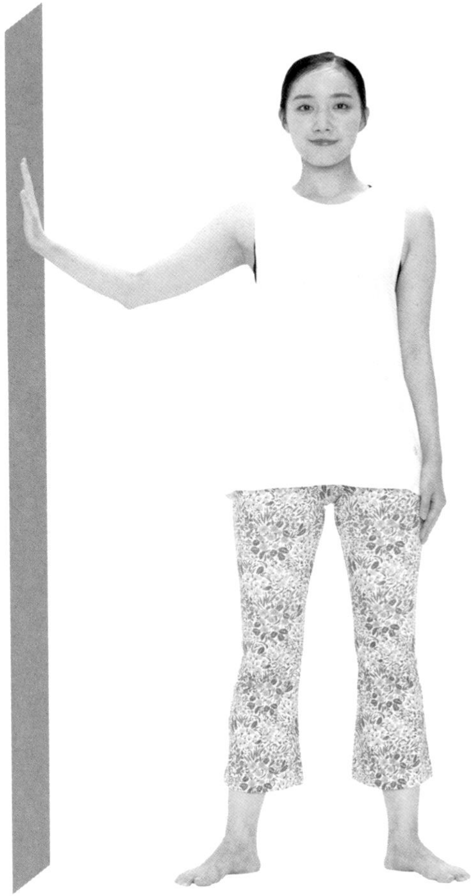

1 肩の高さで壁に手をつき、足は肩幅に開いて立ち正面を向く。

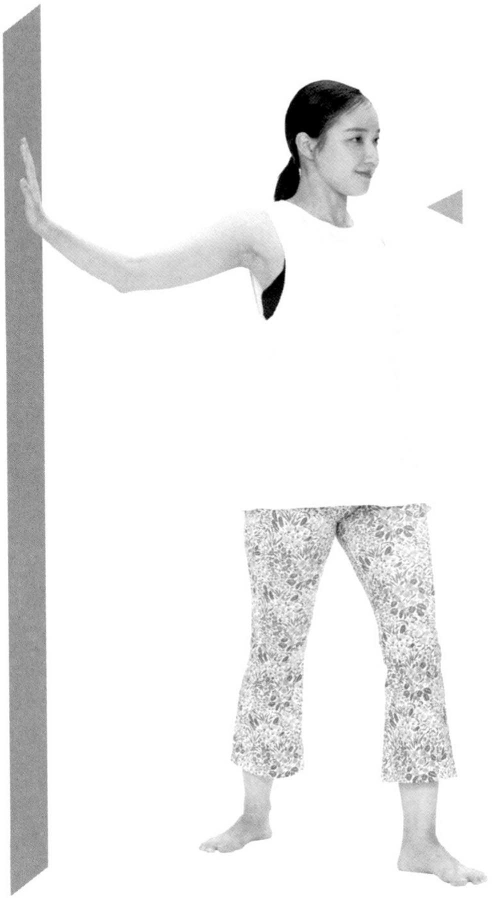

2 腕をついた側と反対側の足を軽く前に出し、胸を張りながら上体を壁と逆の方向へまわし、15～30秒キープ。手が下がりすぎないよう。反対側も同様に。

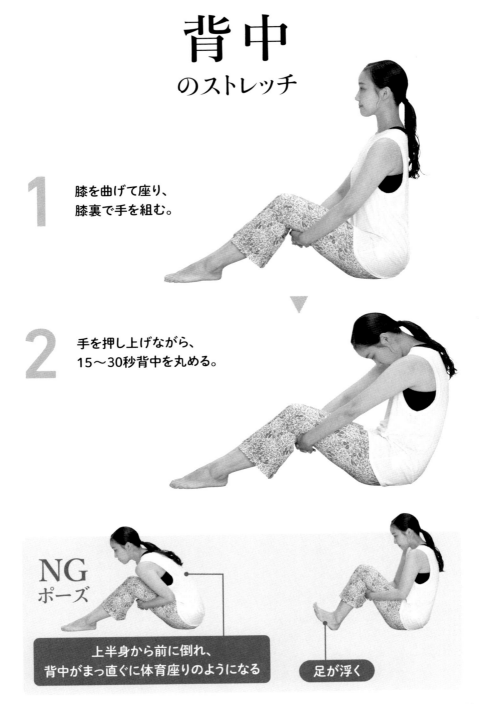

背中
のストレッチ

1 膝を曲げて座り、
膝裏で手を組む。

▼

2 手を押し上げながら、
15〜30秒背中を丸める。

NG
ポーズ

上半身から前に倒れ、
背中がまっ直ぐに体育座りのようになる

足が浮く

お腹
のストレッチ

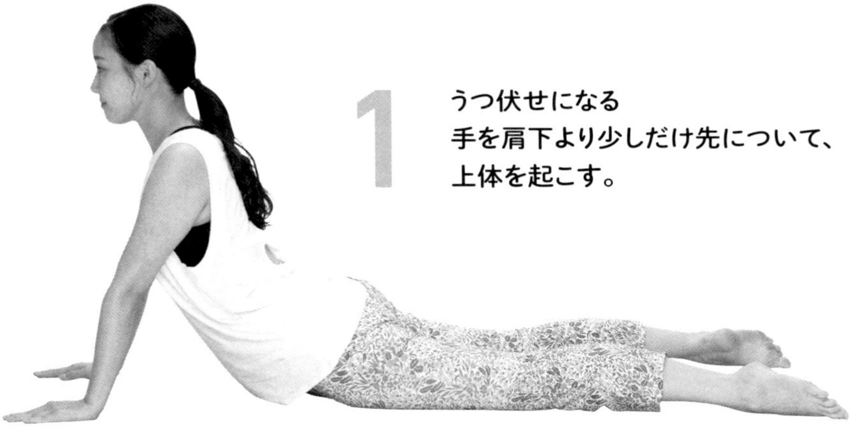

1

うつ伏せになる
手を肩下より少しだけ先について、
上体を起こす。

▼

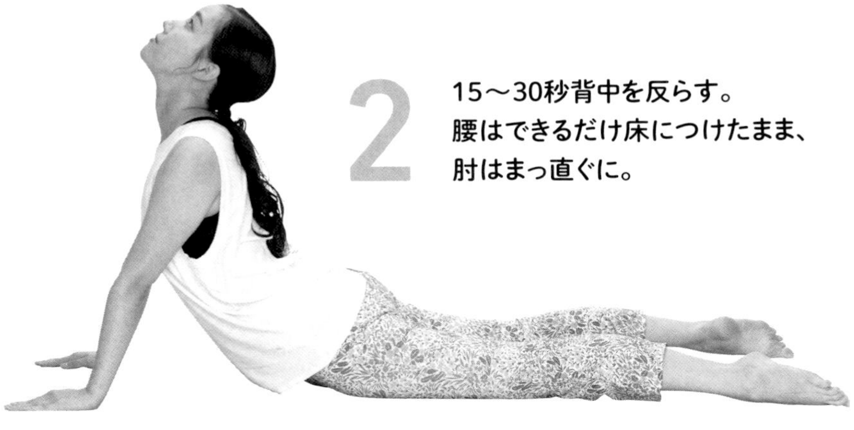

2

15～30秒背中を反らす。
腰はできるだけ床につけたまま、
肘はまっ直ぐに。

体幹
のストレッチ

1

仰向けになり、片膝を90度に曲げる。
両肩は床につけ、腕を広げる。

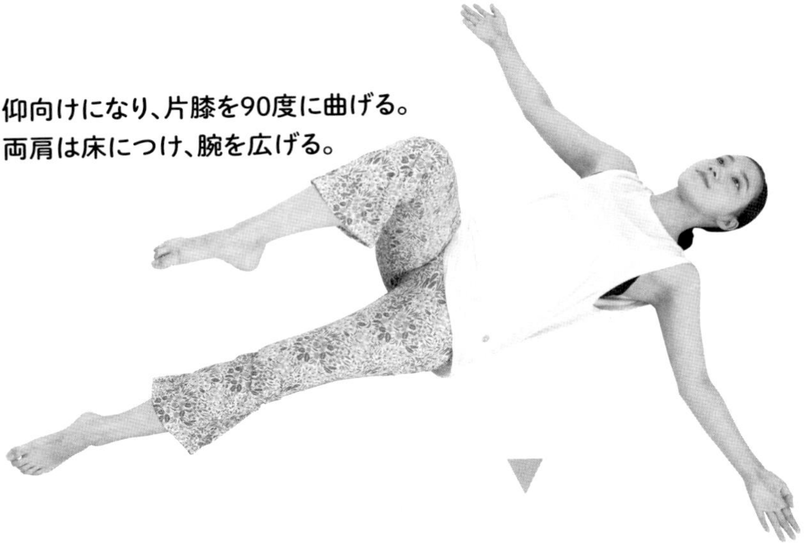

2

曲げた足を膝が90度になるように
反対側に倒して15～30秒体をひねる。
そのとき首を反対側に向けてもよい。
反対側も同様に。

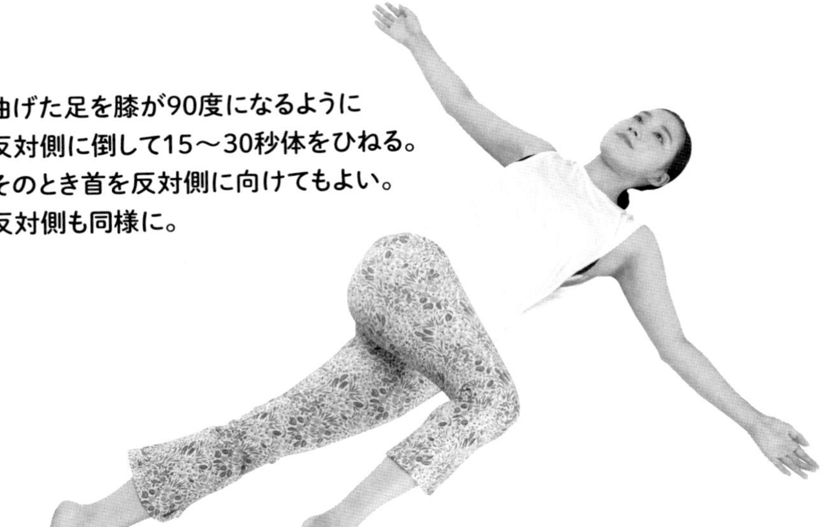

すっと寝つくためのストレッチ

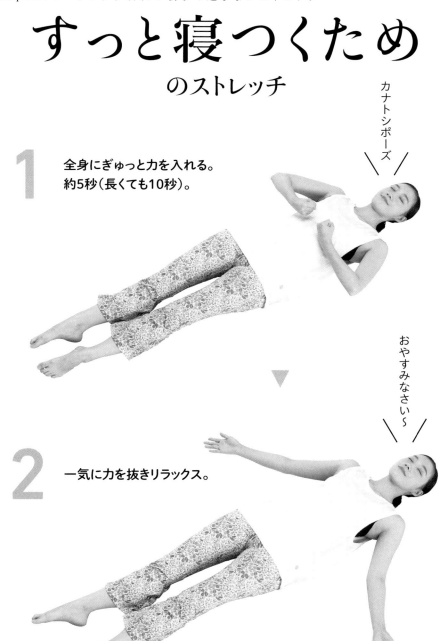

1

全身にぎゅっと力を入れる。
約5秒（長くても10秒）。

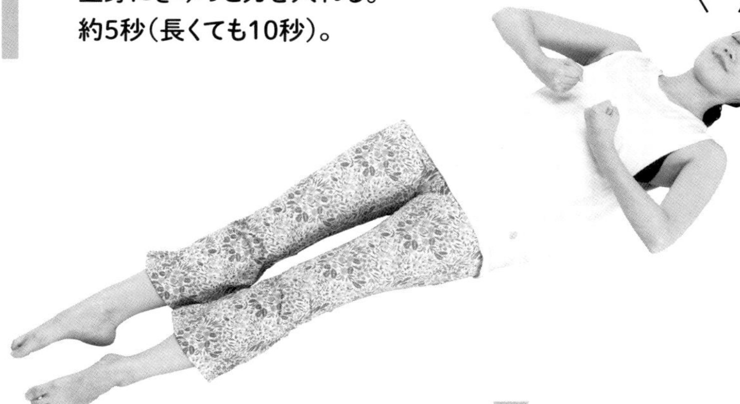

2

一気に力を抜きリラックス。

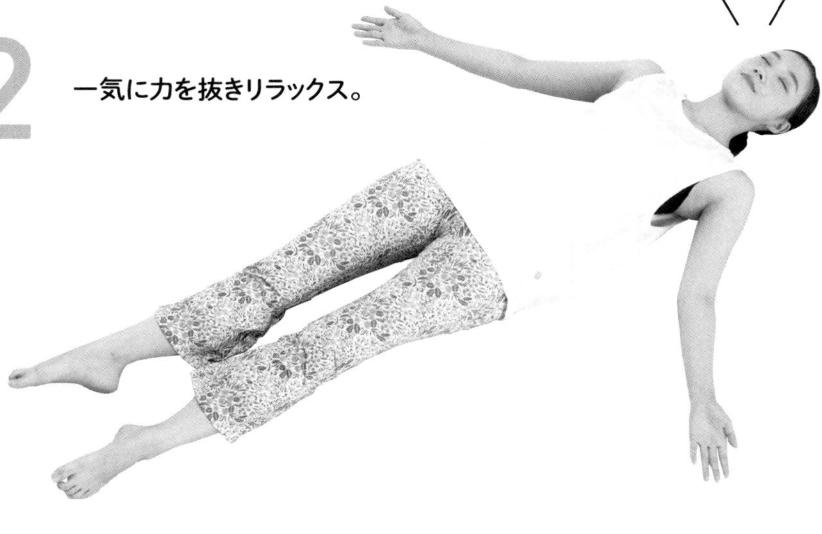

Column

カナトシの1日のスケジュール

私の1日のスケジュールを紹介します。私はボディビルの大会への出場を目指しているため、独特なスケジュールと食事内容です。年齢を重ねれば重ねるほど「規則正しい生活」と「たんぱく質を多くとる」ことを心がけてください。そうすれば、頭ははっきり、病気しらずの健康な体に近づけますよ。

7:00	起床　プロテイン65g　＊たんぱく質44gを摂取
8:00	朝食（玄米ごはん100g、納豆、みそ汁〈卵1個、わかめ〉）
9:30	広島トレーニングセンター到着、ジム内の掃除
10:00	広島トレーニングセンターオープン（会員さんと会話、事務処理など）
13:00	昼食（玄米ごはん100g）
16:00	パイナップルを食べ、プロテイン65gを飲んで、トレーニング約2時間
18:00	トレーニング後、夕食（プロテイン65g、玄米ごはん100g、マルチビタミン、ミックスナッツ少々）
22:00	広島トレーニングセンターより帰宅
22:50	プロテイン65g
23:30	就寝

月曜日から土曜日はこのように過ごしています。若い頃からこの生活をずっと続けています。日曜日は100％休養日にしています。

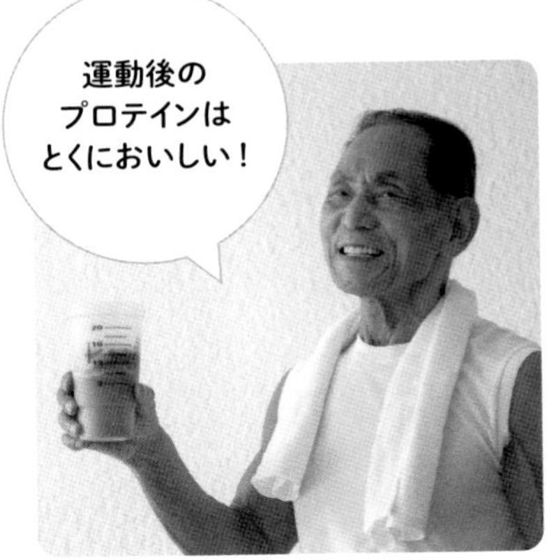

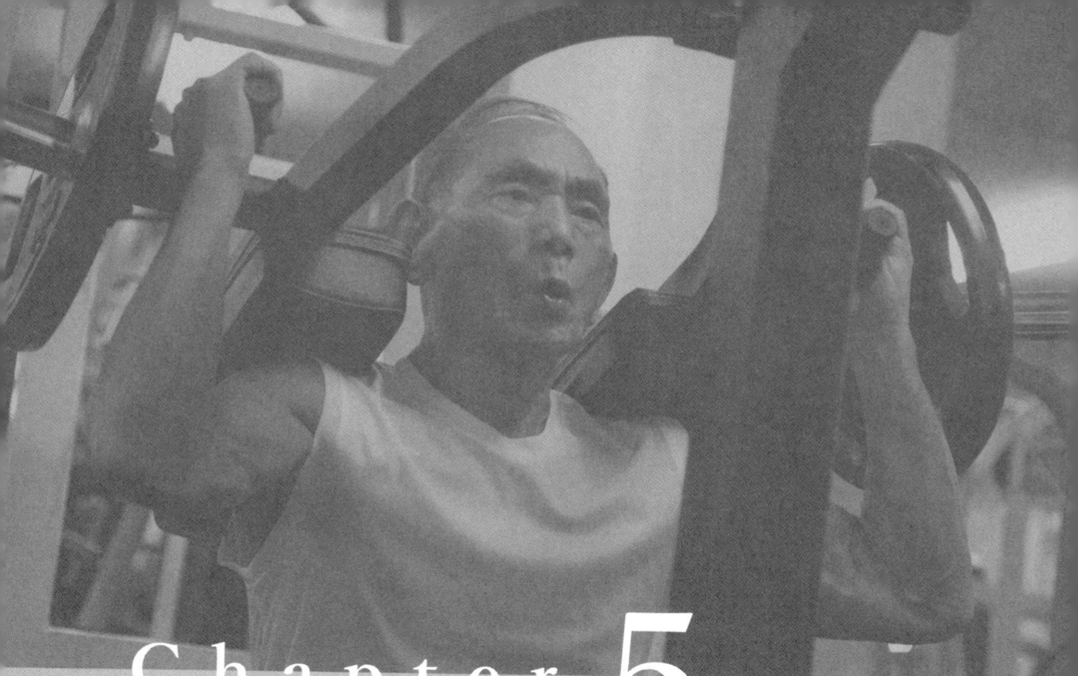

Chapter 5

自《じ》重《じゅう》筋トレ & 自宅でできるトレーニング

自重筋トレって何？

この章では、器具を使わず自分の体重を負荷にする「自重筋トレ」のやり方を紹介しています。そのため、ペットボトルなど器具を使っているページは自重筋トレとはいいませんが、自宅でできるトレーニングとして掲載しています。動作中の注意点は、「ゆっくり動く」「筋肉の緊張を保つ」「呼吸を止めない」です。

ただし、このトレーニングはＣｈａｐｔｅｒ２で解説した、上級トレーニングでは足りない人向けです。いきなりきついトレーニングをするのはケガのもとですので、しっかり判断して取り組んでください。

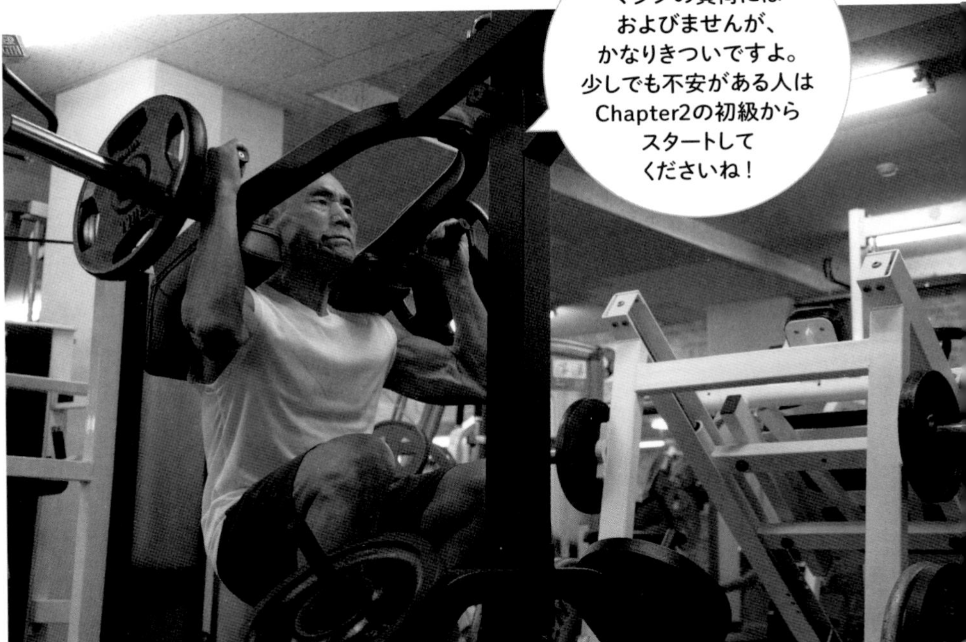
自重筋トレはマシンの負荷にはおよびませんが、かなりきついですよ。少しでも不安がある人はChapter2の初級からスタートしてくださいね！

胸と腕（上腕三頭筋）

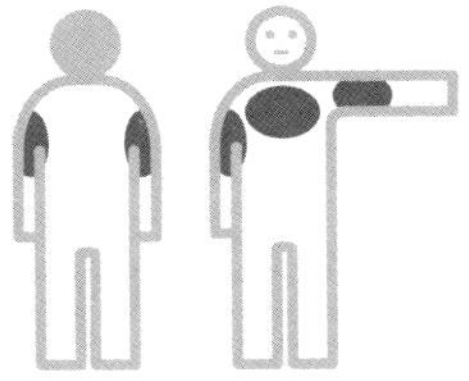

ナロウ・プッシュアップ

5～10回　3セット

1

両手は肩の真下に置く。
手先はやや内側に向ける。
視線は前方へ。

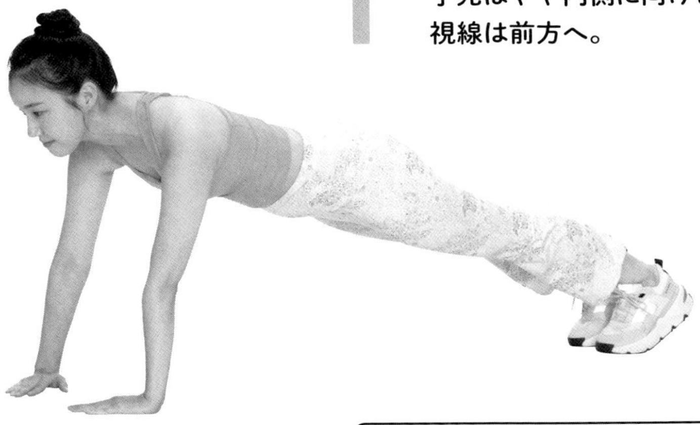

▼

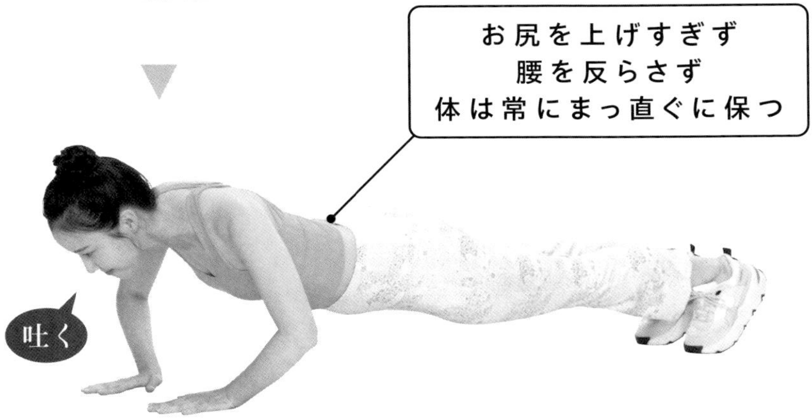
お尻を上げすぎず
腰を反らさず
体は常にまっ直ぐに保つ
吐く

2

脇をしめ、肘を後方へ曲げ、息を吐きながら
胸が床につくまで体を下ろす。
1～3秒キープしたら息を吸いながら1の姿勢に戻す。
5～10回で1セット。

肩

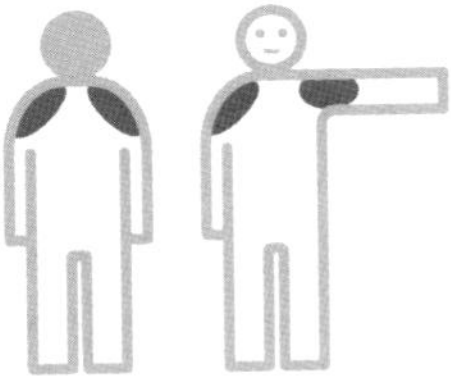

ショルダープレス

5〜10回　3セット

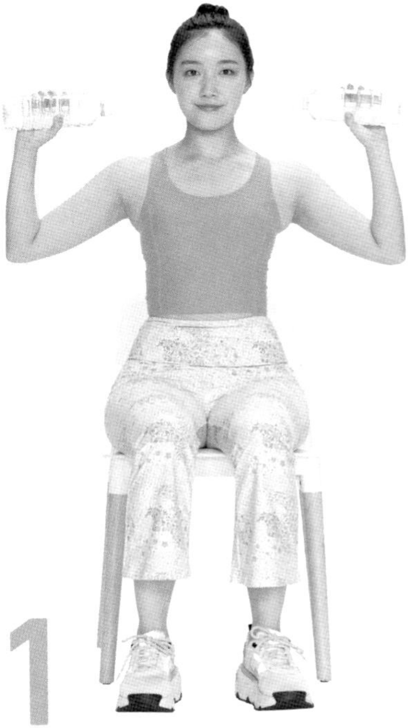

1

水を入れた500㎖のペットボトルを肩の高さで両手で持ち、椅子に座る。

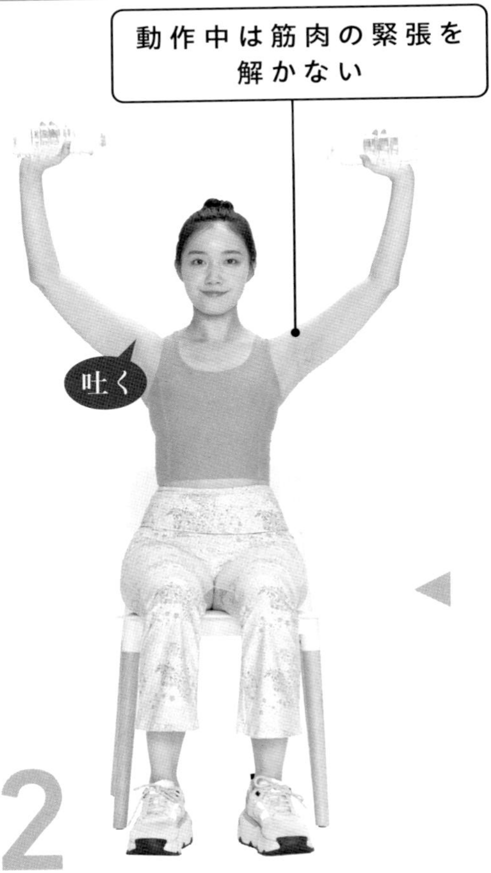

2

背筋をまっ直ぐに伸ばしたまま、肘の伸びきる少し手前の位置まで息を吐きながら両腕を上げる。3〜5秒キープし、息を吸いながらゆっくり1の姿勢に戻す。これを1回とし、5〜10回繰り返し1セットとする。

首

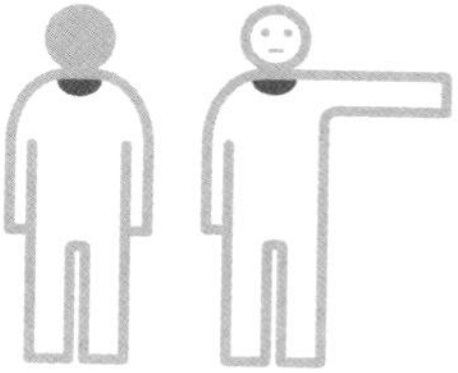

タオルでトレーニング

5〜10秒　3セット

1

両腕で持ったタオルを
おでこにあて、後ろ側へ引っ張る。
それに反するように
頭に力を入れ、5〜10秒間
相互に押し合う。

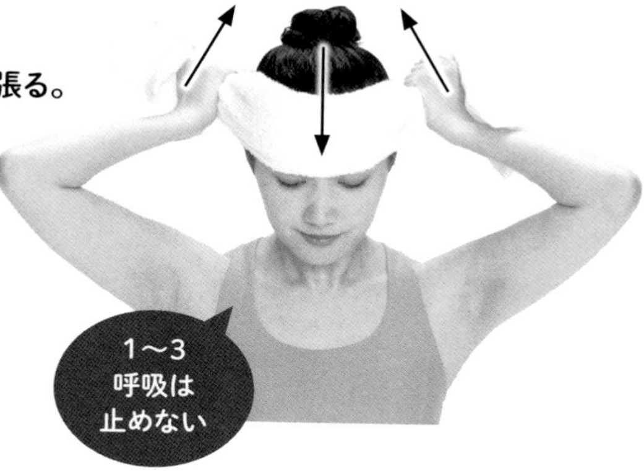
1〜3
呼吸は
止めない

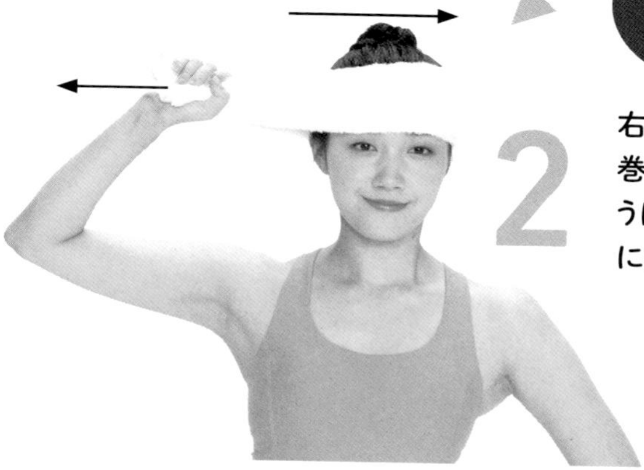

2

右手で持ったタオルを頭の側頭に
巻き、右に引っ張る。それに反するよ
うに頭に力を入れ、5〜10秒間相互
に押し合う。左側も同様に。

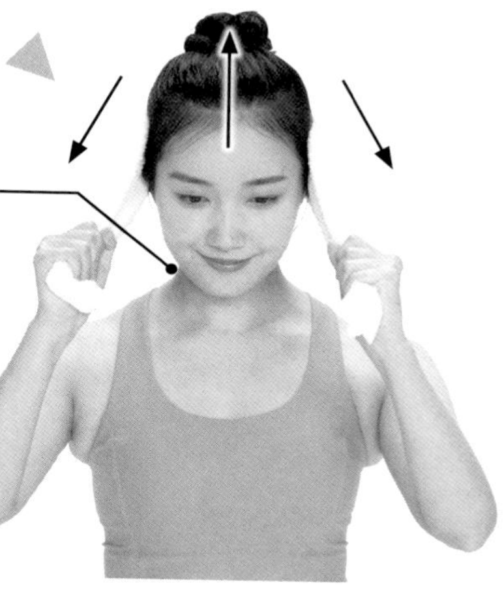
首はデリケートなので
力を入れすぎない

3

両手で持ったタオルを後頭部に
あて、前側へ引っ張る。それに反
するように頭に力を入れ、5〜10
秒間相互に押し合う。

背中

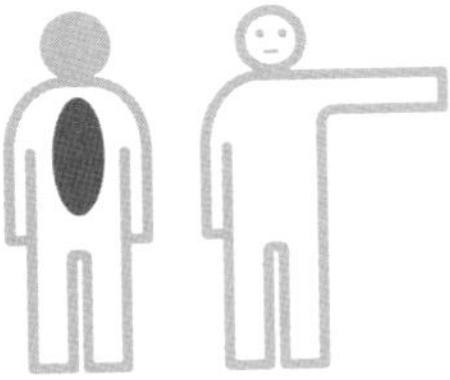

ワンハンドローイング

5～10回　3セット

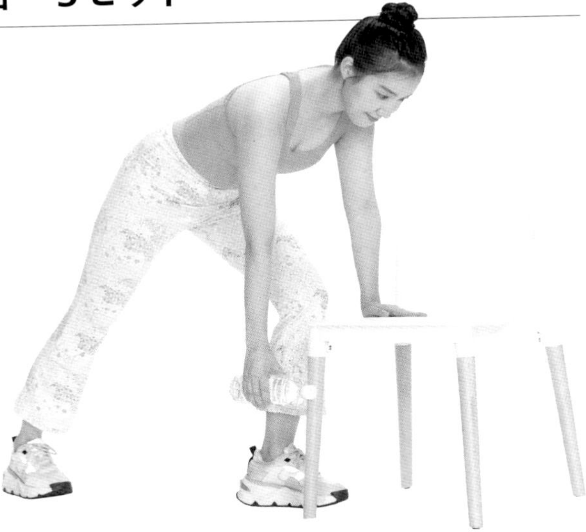

1

椅子に片手をつき、足は前後に開く。水を入れた500mℓのペットボトルを反対の手で持つ。

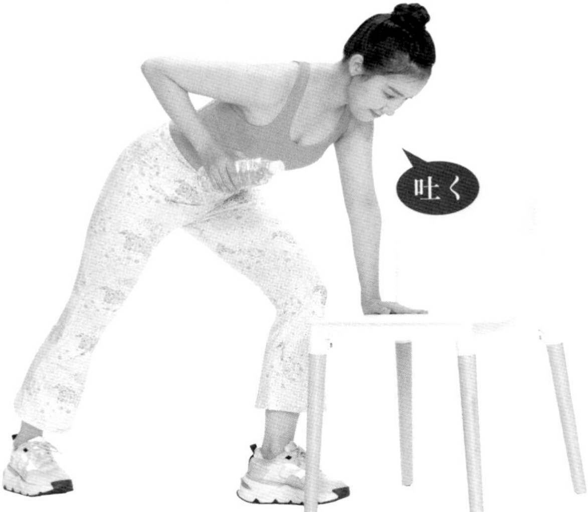

2

ペットボトルを持った腕を脇をしっかりしめ息を吐きながら90度まで曲げる。1～3秒キープして息を吸いながらゆっくり1の姿勢に戻す。5～10回行ったら、反対の腕も同様に。これで1セット。

腕（上腕二頭筋）

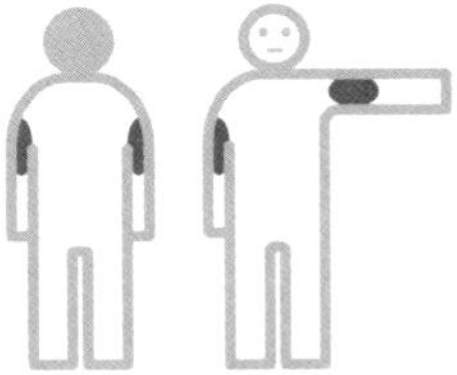

アームカール

5〜10秒　3セット

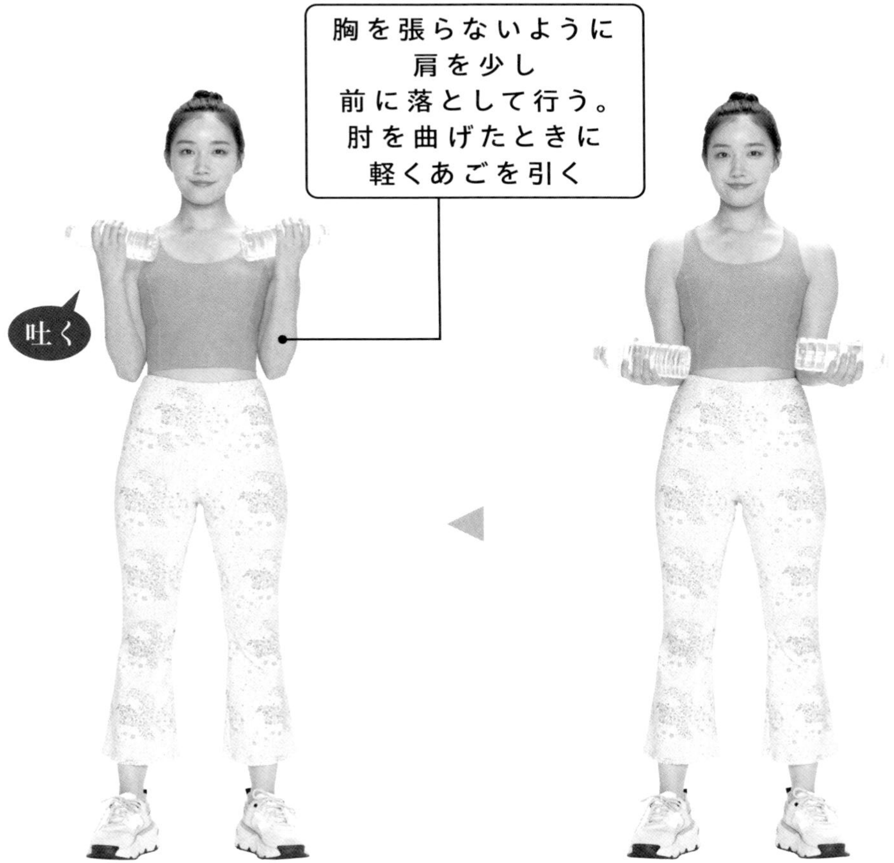
胸を張らないように
肩を少し
前に落として行う。
肘を曲げたときに
軽くあごを引く
吐く

1 水を入れた500mℓのペットボトルを脇をしめて持ち、足を肩幅に開いて立つ。

2 脇をしっかりしめ、力を入れ息を吐きながら肘を曲げて1〜3秒キープ。息を吸いながらゆっくり1の姿勢に戻す。5〜10回で1セット。

お腹

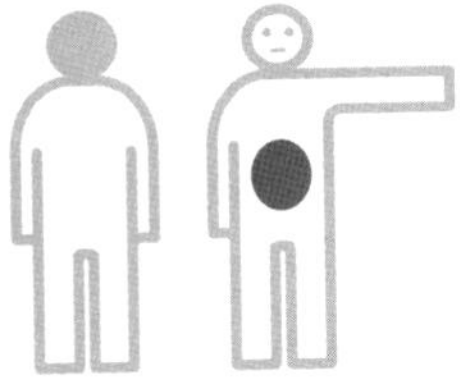

レッグシザーズ

5～10回　3セット

1 仰向けになり、背中を床にしっかりつけ、
お尻をキュッとしめ、足を床から少し上げる。
背中はギュッと床に押しつけ反らないように。

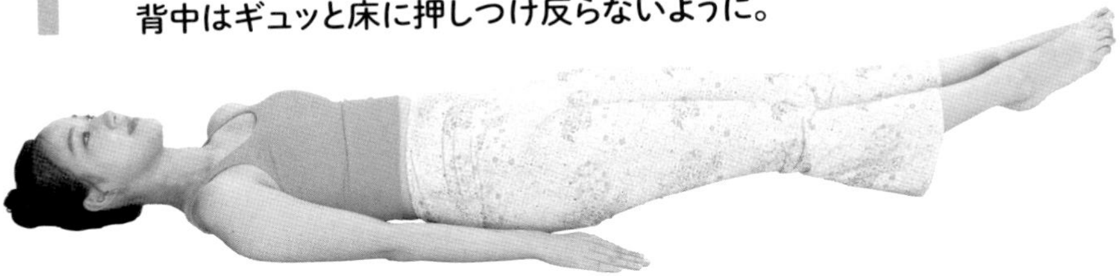

▼

2 つま先を下に向けたまま両足を肩幅に広げる。

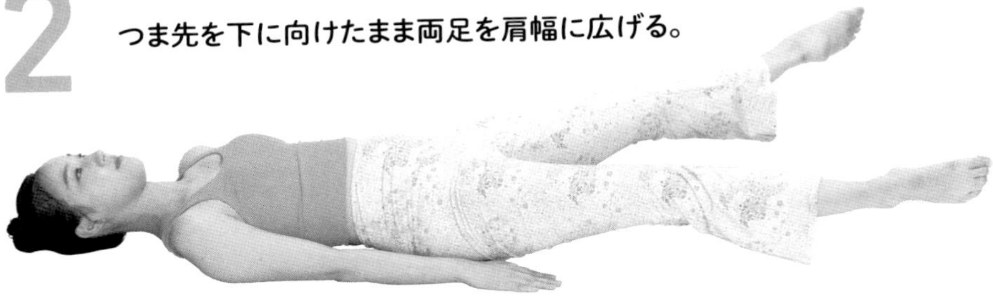

▼

3 息を吐きながらリズミカルに足をクロスさせる。これで1回。
クロスの上下を入れかえながら、5～10回で1セット。

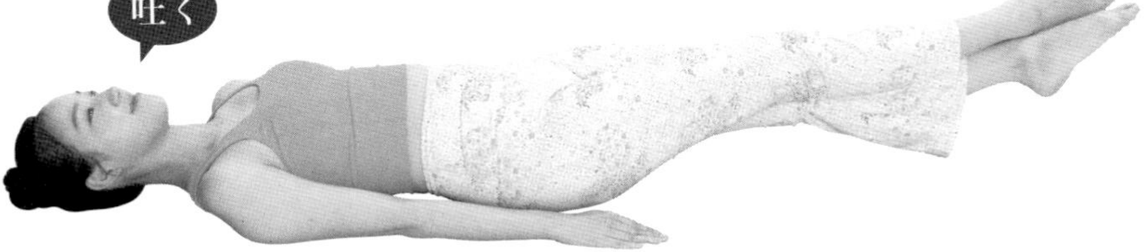

下半身

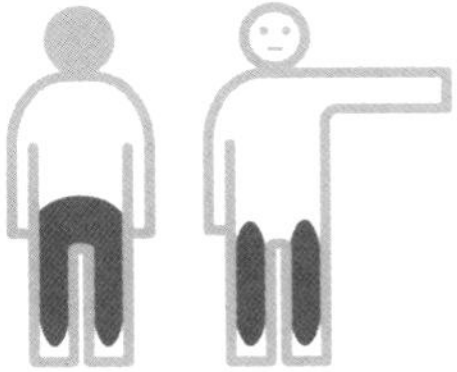

ペットボトルスクワット

5〜10回　3セット

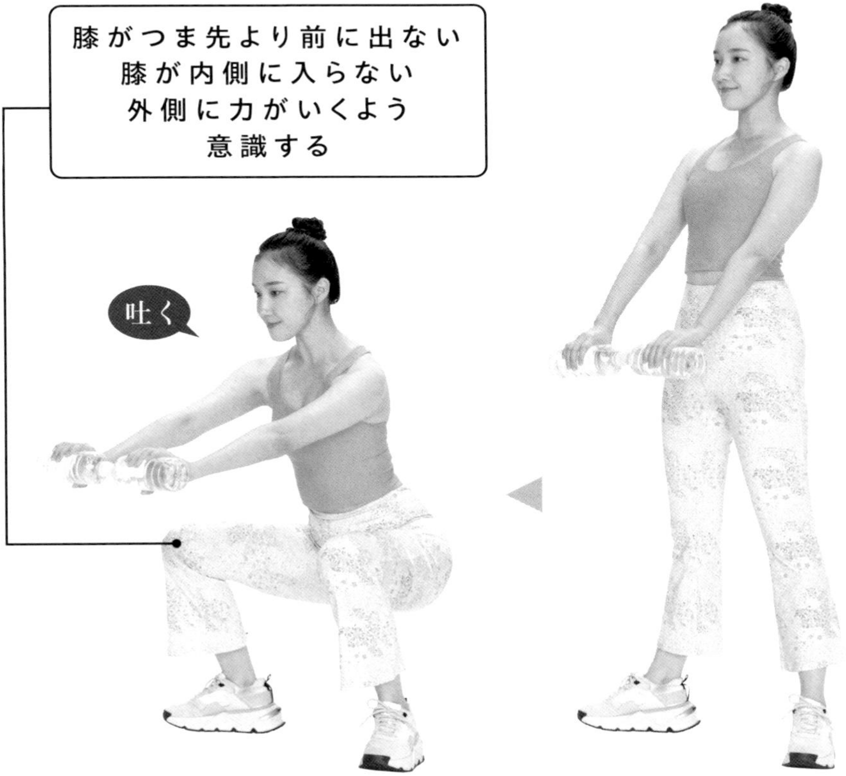
膝がつま先より前に出ない
膝が内側に入らない
外側に力がいくよう
意識する
吐く

1 水を入れた500mℓのペットボトルを両手で持ち、足は肩幅よりも広めに開く。

2 椅子に腰かけるように息を吐きながら腰をゆっくり下ろす。下ろせるところまで下ろし、1〜3秒キープし、息を吸いながらゆっくり1の姿勢に戻す。これを1回とする。

足（ふくらはぎ）

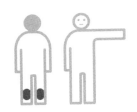

カーフレイズ

10～15回　3セット

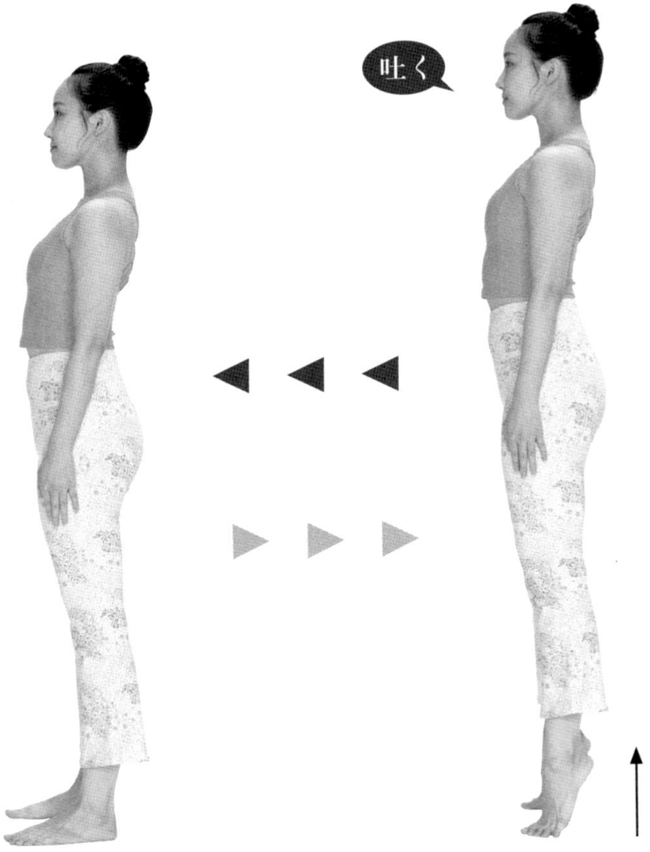

まっ直ぐに立ち、かかとの上げ下ろしをする。
バランスをとりづらい人はどこかにつかまってもよい。
10～15回で1セット。

下半身（太もも前面・大腿四頭筋）

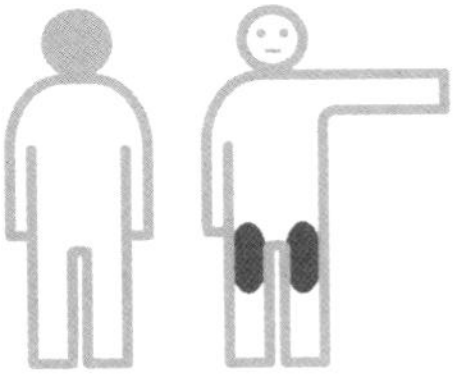

スクワットホールド

10〜30秒　3セット

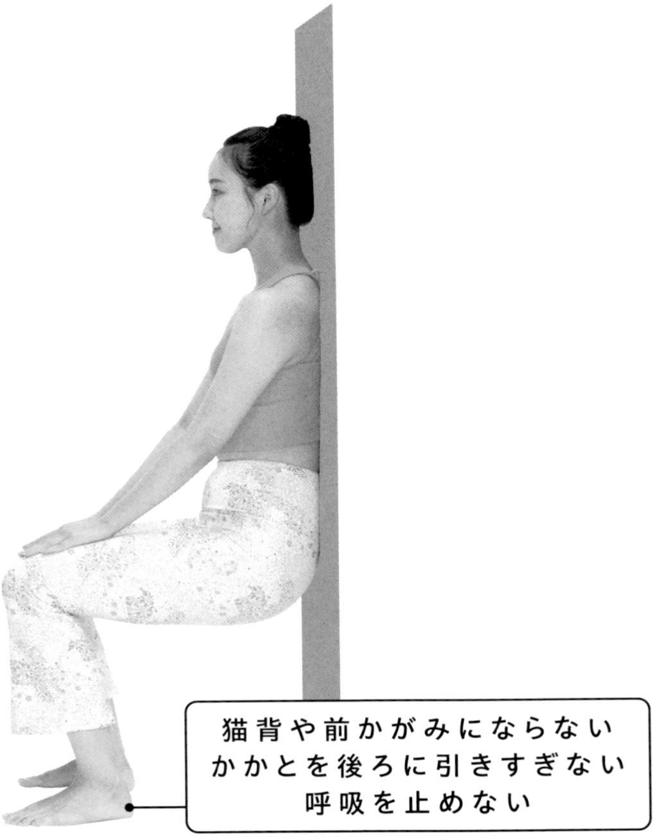
猫背や前かがみにならない
かかとを後ろに引きすぎない
呼吸を止めない

壁に背中をつけて空気椅子の姿勢をする。
膝は90度に、お腹は壁に押しつけるイメージで行う。
10〜30秒で1セット。

足（太もも後面・ハムストリングス）

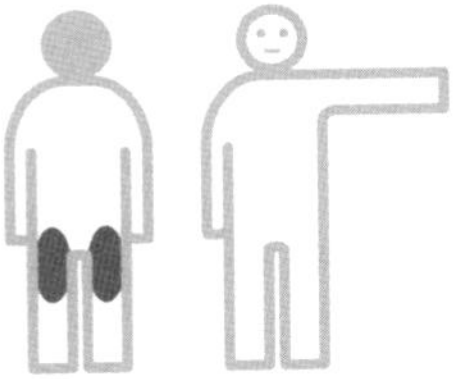

スタンディングレッグカール

5〜10回　3セット

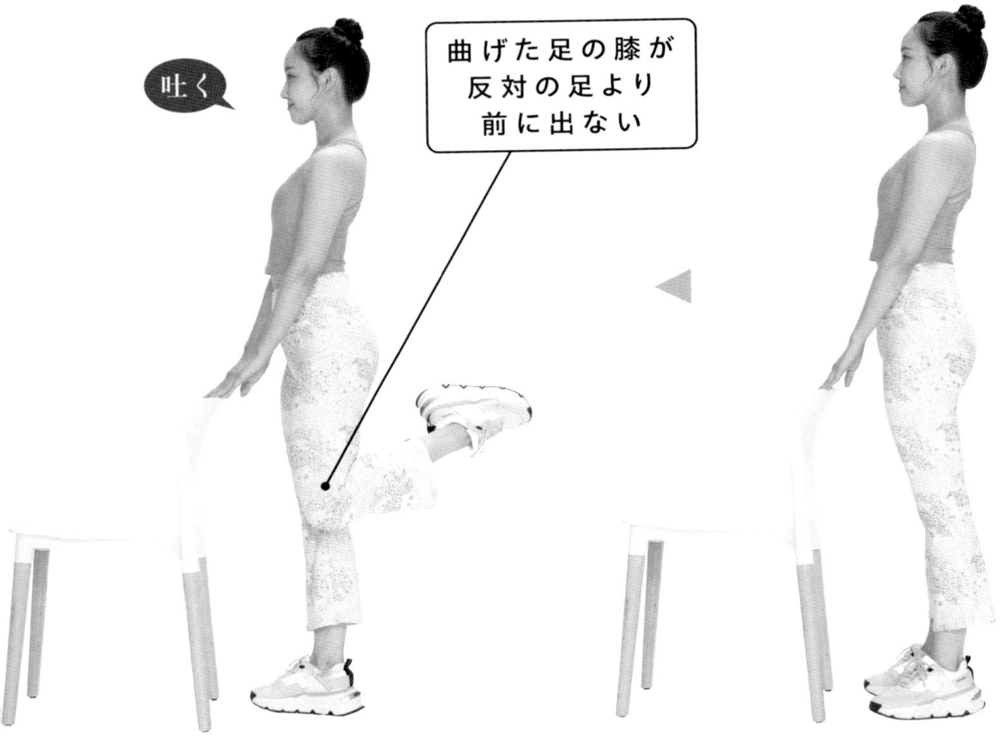

吐く
曲げた足の膝が
反対の足より
前に出ない

1
足を肩幅に開き、椅子に両手をつきまっ直ぐに立つ。

2
足にしっかり力を入れ息を吐きながら膝をゆっくりと曲げる。1〜3秒キープしたら息を吸いながらゆっくりと下ろす。5〜10回繰り返したら、反対の足も同様に。これを1セットとする。

お尻

スタンディングバックキック

5〜10回　3セット

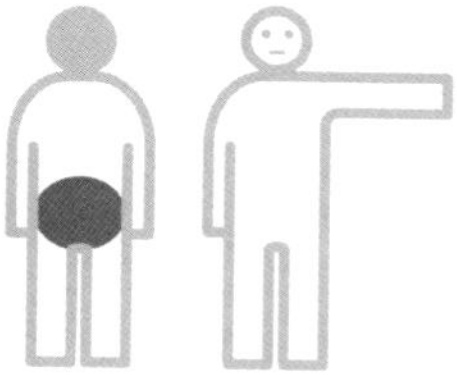

1

まっ直ぐに立つ。
どこかにつかまってもよい。

吐く
前かがみにならない
腰は反りすぎない

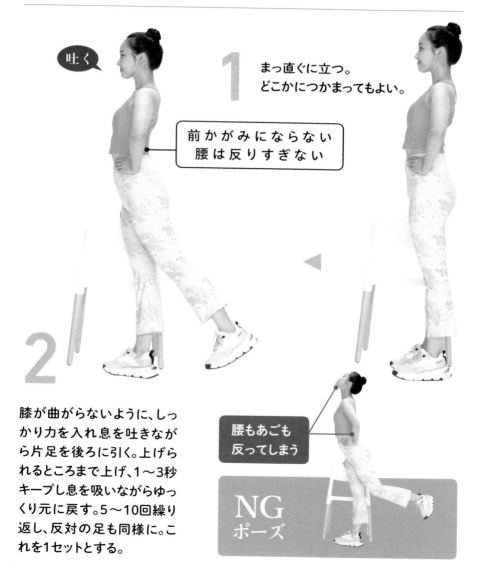

2

膝が曲がらないように、しっかり力を入れ息を吐きながら片足を後ろに引く。上げられるところまで上げ、1〜3秒キープし息を吸いながらゆっくり元に戻す。5〜10回繰り返し、反対の足も同様に。これを1セットとする。

腰もあごも
反ってしまう

NG
ポーズ

背中

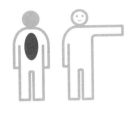

アーム＆レッグレイズ

左右5～10回　3セット

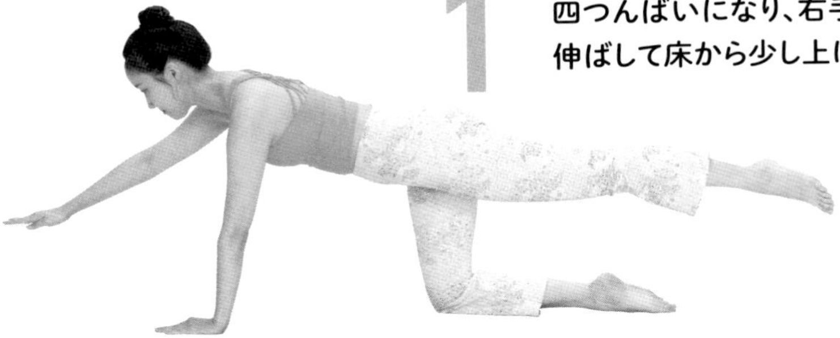

1 四つんばいになり、右手と左足を伸ばして床から少し上げる。

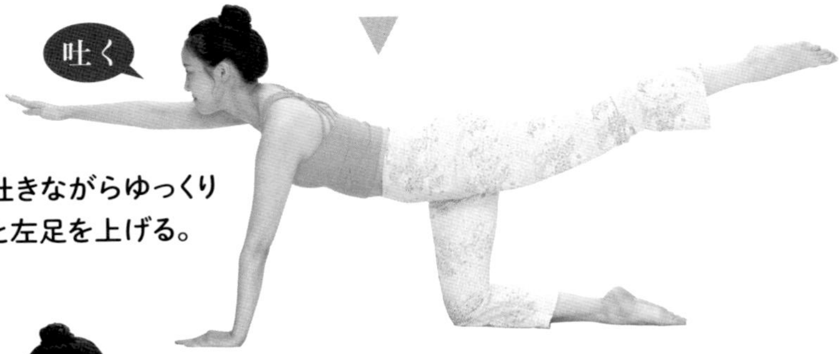

2 息を吐きながらゆっくり右手と左足を上げる。

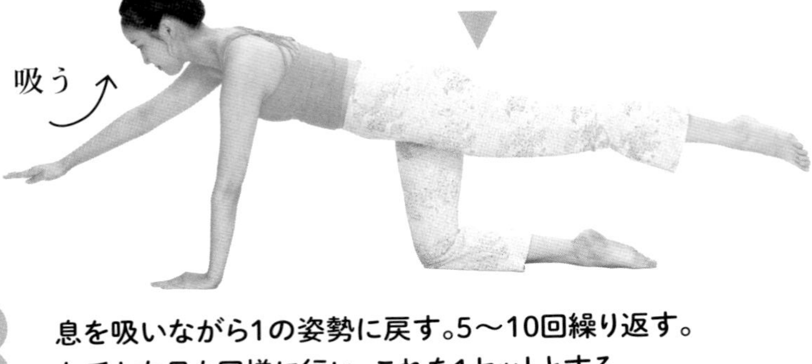

3 息を吸いながら1の姿勢に戻す。5～10回繰り返す。
左手と右足も同様に行い、これを1セットとする。

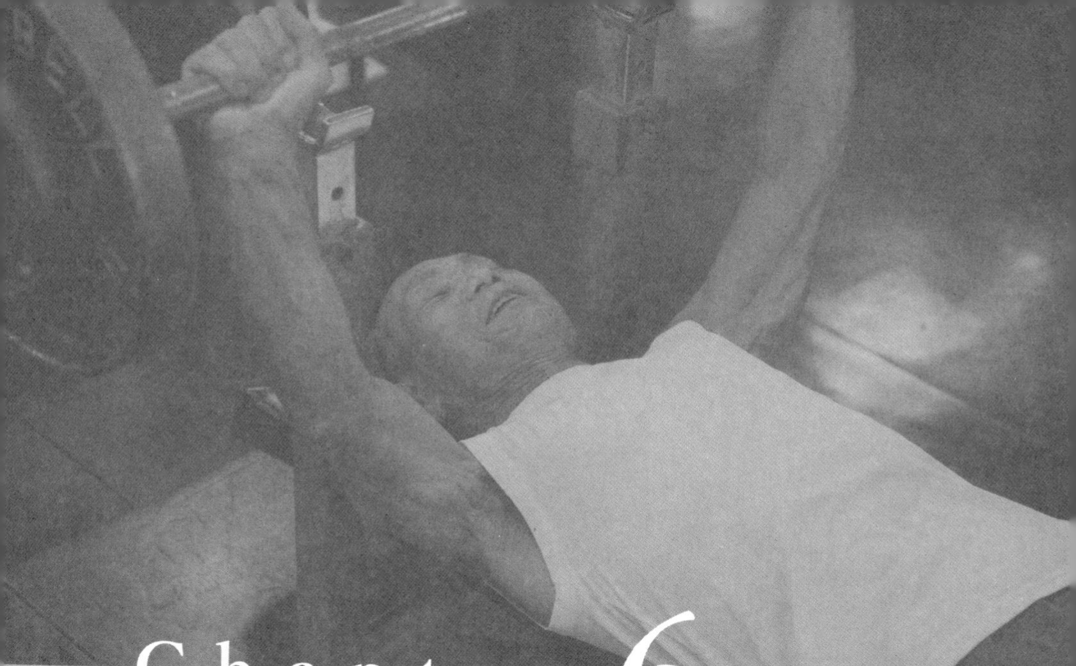

Chapter 6
カナトシ物語

子どもの頃に培ったハングリー精神

「年齢は言い訳にならない」

これは私が肝に銘じている言葉です。歳を重ねると何をするのもおっくうになったり、あきらめがちになったりします。本当によくわかります。そのため、無理にこのトレーニングをして、かえって運動が嫌いになったり、ケガをしたりすることは私の本意ではありません。

けれどもこの本を手に取ってくださったということは、何かしら挑戦しようと思ってのことだと思います。それは本当に素晴らしいことです。

私は１９３６年生まれで、食べ盛りの頃はちょうど戦争中でした。毎日の食事はほとんどつぶしていない大麦で、あとは芋や南瓜、団子汁、季節の野菜と豆類といったもののため、いつもお腹を空かせていました。学校から帰ると勉強そっちのけで山をほっつき歩き、食べられるもの（山の果物、山芋、イナゴ、食用蛙など）を食べて、飢えをしのいでいました。そんな食料事情でも、家族、親戚、近所の人の中で病気にかかった人はいませんでした。

本当の空腹を経験して、何とか日々を過ごしたことはその後のハングリー精神を育んでくれたのではと思っています。

ボディビル大会で16回優勝

学生時代は競泳選手で、20歳のときに補強運動としてボディビルを始めました。体づくりの面白さに目覚め、のめり込みました。両親からは「仕事に就け」と厳しく言われたのですが、「5年で日本一になるから」と説得し、それ以来1日6時間のトレーニングを行い、23歳のときにはボディビルの日本選手権に初出場で3位、25歳と28歳には約束通り優勝を果たしました。また、31歳、33歳で世界選手権4位となり、34歳で一時引退しました。その後は、29歳のときに設立していた広島県初のトレーニングジム「広島トレーニングセンター」の運営に専心しました。

50歳になる少し前のある日、肥満気味の自分の姿にショックを受けて、改めて自分の生活や食事を見直しました。そして、再びボディビルの大会に出場して優勝することを目標にしたのです。57歳のときには日本マスターズ（50歳以上の部）に優勝し、現在まで16回日本一に輝いています。80歳、81歳、86歳時にはＩＦＢＢ世界マスターズボディビル選手権最高齢出場者として特別表彰され、３つの金メダルを授与されています。
　このような経験ができたのも約40年前に「再度ボディビルで優勝する」と決心したからです。そして、それに向けて日常生活を変えるだけでなく、食事の内容もがらっと変えました。

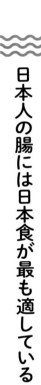

日本人の腸には日本食が最も適している

　先にも述べたように、昔の日本人は粗食でしたが、病気しらずでした。そこで、肉や魚、乳製品などをすべて絶ち、「玄米、納豆、わかめと卵入りみそ汁」メインの食事に変更しました。これは、肉や魚を食べなければ筋肉は育たない、という世の中の常識を覆《くつがえ》し、日本食の素晴らしさを世界に伝えたいという思いがあったからです。なお、この食事で足りない栄養素は、プロテインやビタミン剤で補っています。
　お酒や清涼飲料水など、体に悪いと思うものは体内には入れません。けれども、トレーニングと同様「がむしゃらはダメ」と考えていますので、会食時には色々なものを食べますし、近所の喫茶店では甘いアップルパイなどを時々楽しんでいます。74ページのコラムに私の1日の食生活を紹介しました。
この食生活を続けられるのは、幼い頃に粗食の生活をしたのも理由の一つだと思っています。

筋トレと日常生活を続けることは認知症予防につながる

認知症にならない方法を聞かれたとある高齢者施設の経営者の人が、こう答えたそうです。
「70歳まで生きないこと」
この一言に、加齢と認知症の密接な関係がわかるかと思います。幸いなことに70歳を20歳近く超えた私ですが、まだ認知症の兆候は見られません。筋トレを続けていることで、脳の血流がよくなり、予防になっているのではと思います。
皆さんは「ＩＡＤＬ」という言葉をご存知でしょうか。「Instrumental Activities of Daily Living」の略で、日本では「手段的日常生活動作」と言われ、日常の料理や洗濯、買い物、金銭管理、公共交通機関での移動など、頭を使い、判断力や理解力が求められる動作のことを言います。これらができなくなる、またはやらなくなると、認知症につながると言われています。

私は約20年前に妻を亡くし、以来これらのことを自分で行っています。知らずに「ＩＡＤＬ」を実践していたのです。

高齢者施設に入れば職員の方がすべてをしてくれて楽だと思いますし、家事が面倒になったら施設に入ればいいや、と思っている人もいるかもしれません。しかし、これからは施設に入らないように日常のことはすべて自分でする、と決めることも認知症予防の一つの対策となるでしょう。

いくら平均寿命が延びても、健康寿命が長くならなければ楽しい人生とはなりません。私が長年の実践から考えました「カナトシ式楽筋トレ」でひとりでも多くの方の、生きている間の生活の質を向上するお役に立てることを祈っています。

広島トレーニングセンターってどんなジム？

1965年、金澤利翼が29歳のときにオープンした広島県初のスポーツジムです。有名プロ・アマスポーツ選手を多く輩出した実績があり、たくさんの一般の方にもご利用いただいています。
この本では健康寿命を延ばすことを目的としていますが、カナトシ式楽筋トレをすれば見た目もよくなるという結果がついてきますよ！

H様（女性・54歳）

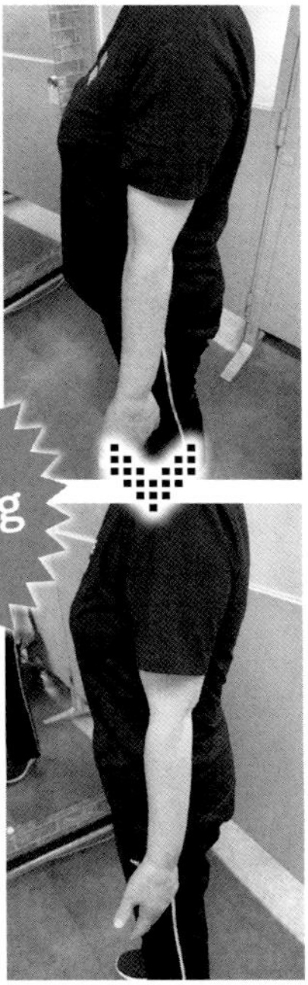

4ヶ月後
-11.5kg

広トレに通われた方の実績

3ヶ月後
-17.7kg

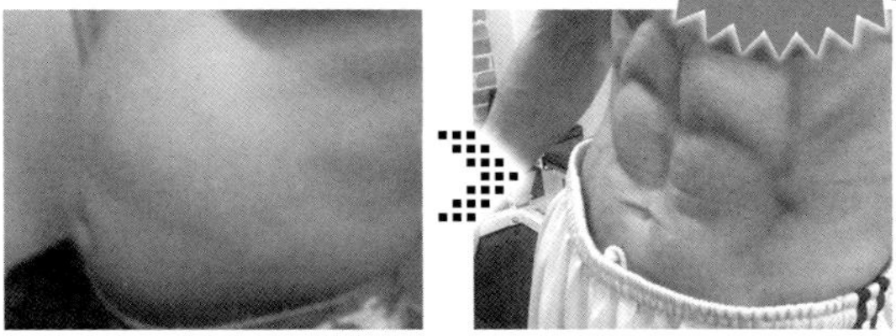

I様（男性・41歳）		3ヶ月後
体重	72.0kg →	54.3kg (-17.7kg)
体脂肪	22.1% →	6.2% (-15.9%)

お問い合わせ

広島トレーニングセンター＆プロショップ

〒730−0843 広島県広島市中区舟入本町18-24
Tel 082-291-9086　URL: https://htc-gym.jp
営業時間 平日：午前10:00～午後10:00　祝日：午前10:00～午後6:00
定休日：日曜

デザイン
三橋理恵子
（Quomodo DESIGN）

校正
小森里美

写真
林　桂多
（講談社写真部）
宮前祥子

モデル
赤坂由梨
（スペースクラフト）

ヘアメイク
橘　麻耶

協力
飯島啓介

金澤《かなざわ》 利翼《としすけ》

広島トレーニングセンター＆プロショップ会長
高校時代からオリンピック選手を目指し、競泳1500mの選手として活躍。補強運動として20歳からボディビルを始める。23歳でボディビル日本選手権初出場3位、25歳、28歳で優勝。31歳、33歳には世界選手権４位を受賞。その後一時引退。引退後は有名選手や後進の指導に当たるが、50歳のときに現役カムバック。7年後には日本マスターズ（50歳以上の部）で優勝し、現在までに日本一に16回輝く。日本最高齢現役ボディビルチャンピオン（2023年10月現在）。テレビでもおなじみのマッチョおじいちゃんとしても活躍中！

金澤《かなざわ》 武津生《むつお》

広島トレーニングセンター＆プロショップ代表
15歳からゴルフを始め、17歳のとき日本ジュニアゴルフ選手権初出場。以来40年以上の競技歴を誇る（年代別アマ日本選手権全出場・現在も現役競技ゴルファー）。指導者として30年以上にわたり、数多くの有名選手やジュニア選手の育成（国体広島県代表少年男子コーチ、監督を歴任）に携わりながら、そのノウハウを生かし一般の方向けのパーソナルトレーナーとしても活躍。スポーツトレーナーの育成講師としても活動し、スポーツインストラクターを多く輩出。

頭《あたま》イキイキ　腰痛《ようつう》・膝痛改善《しっつうかいぜん》！
体《からだ》の芯《しん》から若返《わかがえ》る　カナトシ式楽筋《しきらくきん》トレ

2023年10月3日　第1刷発行

著　者　金澤利翼《かなざわとしすけ》
発行者　清田則子
発行所　株式会社　講談社
〒112-8001　東京都文京区音羽 2-12-21
販売　TEL03-5395-3606
業務　TEL03-5395-3615
編　集　株式会社　講談社エディトリアル
代　表　堺　公江
〒112-0013　東京都文京区音羽 1-17-18　護国寺 SIA ビル 6F
編集部　TEL03-5319-2171
印刷所　半七写真印刷工業株式会社
製本所　加藤製本株式会社

KODANSHA

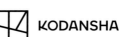

定価はカバーに表示してあります。
本書のコピー、スキャン、デジタル化等の無断複製は著作権法上での例外を除き禁じられております。
本書を代行業者等の第三者に依頼してスキャンやデジタル化することはたとえ個人や家庭内の利用でも著作権法違反です。
落丁本・乱丁本は、購入書店名を明記の上、講談社業務宛（03-5395-3615）にお送りください。
送料講談社負担にてお取り替えいたします。
なお、この本についてのお問い合わせは、講談社エディトリアル宛にお願いいたします。

©Toshisuke Kanazawa 2023, Printed in Japan
ISBN978-4-06-533303-7